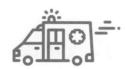
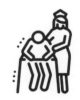

リハベーシック

安全管理学・救急医療学

内山　靖・藤井浩美・立石雅子　編

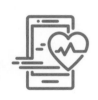
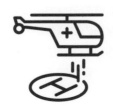

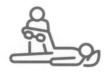

医歯薬出版株式会社

シリーズの序

　このたび，リハビリテーションベーシック科目に関わるシリーズを企画・編集しました.

　日本において，理学療法士，作業療法士および言語聴覚士の養成課程は，特に平成の30年間で，社会のニーズと規制緩和によってその数が急速に増加しました. この過程で，大学，短期大学，専門学校などの多様な学校形態と修業年限に加えて，主として夜間に開講されるコースなどでも身近に学ぶことが可能となっています. また，2019年4月からは新たな高等教育機関として，専門職大学での教育が開始されたところです.

　これらの養成課程では，関連法令で国家試験受験資格を得るための教育課程が詳細に規定されています. その基本的な構成は，教養教育，専門基礎，専門科目に大別することができ，専門基礎と専門科目については各職種の特徴を踏まえた科学性とリハビリテーション（リハ）の理念に基づき良質なテキストが発行されています.

　教養教育については，歴史的にリベラルアーツとして一般教育を重視して，人文・社会・自然の諸科学にわたり豊かな教養と広い識見を備えた人材を育成するために構成されてきた経緯もあり，それぞれの養成課程で何をいかに学ぶのかについては十分な議論が成熟していません.

　近年のリハ専門職にあっては，従来の医学的な知見に加えて，再生医療，ロボティクス，データサイエンスとともに，多職種連携・チーム医療，社会保障制度の理解，法・哲学を包含した生命倫理など，学際的な基盤と実践適用に大きな期待が寄せられています. このような状況にあって，私たちシリーズ編集者は，リハ専門職の領域における教養教育のあり方について真摯な議論を重ねてきました. 教養教育は，単なる専門教育の補完や予備的なものではないとの認識で，同時に，入学直後の学習意欲の低下を防いで初年時教育を効果的に展開し，生涯にわたって学び続ける姿勢を涵養し，時代の要請に応える創造性と基本的な課題解決能力を修得するための知恵をわかりやすい形で示すこととといたしました.

　幸いにも私たちの理想に多くの専門家から共感をいただき，見開き2ページのフォーマットによる解説と簡潔なイラストや図表により，高度な内容をわかりやすく簡潔に表すことができました. ご執筆いただきました先生方にはここにあらためて感謝申し上げます. あわせて企画の構想段階から医歯薬出版株式会社の五十嵐陽子取締役，小川文一執行役員，栗原嘉子様には多大なご協力をいただきましたことに心から感謝申し上げます.

　本シリーズはこの数年をかけて幅広い領域の内容を提示していく予定でおりますが，このような試みは先駆的で挑戦的なものでもありますので，読者の皆様から忌憚のないご意見をいただき，より成熟したものへと育てていただければと願っています.

2019年11月

シリーズ編集者

内山　靖・藤井浩美・立石雅子

編集の序

　このたび，リハベーシック「安全管理学・救急医療学」を発行する運びとなりました．このシリーズは，理学療法士，作業療法士および言語聴覚士の養成課程においてリハビリテーション専門職（リハ専門職）を目指す学生の方々，また各々の資格を取得して臨床で活躍し学生を指導する方々に向けて作成されています．

　昨今は医療領域のみならず介護保険領域や福祉領域においても，安全管理の重要性が浸透してきました．そのため，現場で適切に対応できるよう，スタッフの教育を含む安全管理に施設全体で取り組むようになりました．事故やエラーというものは完全に排除できないという前提に立ち，事故を起こした責任を個人に求めるのではなく，起こらないようにするためにはどうすればよいのか，という予防の視点でとらえるように，考え方が変化してきました．リハ専門職は，対象となる障害に対する機能回復，活動や参加制約の軽減を目的にリハビリテーションを提供します．理学療法士，作業療法士，言語聴覚士のいずれの職種にとっても，対象者に直接リハビリテーションを実施する際の，対象者の安全への配慮は何よりも重視されなければなりません．したがって所属施設における組織としての安全管理のシステムについて知るだけでなく，転倒や容体の急変，感染症など，リハ専門職が職務を行う際に遭遇しやすい問題について知っておくことが重要です．

　2020年には世界的なCOVID-19感染拡大という事態が発生しました．これを受け，急遽，「一次救命処置」の執筆者である猪口貞樹先生に「COVID-19と一次救命処置」の項を追加していただきました（LECTURE14-5）．今後も同様な事態はいつでも起こりうることから，しっかり基本の知識を学んでいただきたいと思います．

　実際に容体の急変などが起こった際に，救急医療においてどのような対応が行われるのか，リハ専門職はその基本を理解している必要もあります．救急医療で中心となって対応するのは医師，看護師などですが，的確で迅速に対応するためには，基本的な状況や対応について十分な知識をもつことが重要となります．また同時に，救急医療においてもリハビリテーションはすべて中止になるというわけではなく，むしろ留意しながらリハビリテーションの継続が必要とされる場合もあります．その際，中枢神経障害，循環器障害，呼吸器障害，外傷の病態と，リハビリテーションの役割と実際についての知識が有効となります．生活期のリハビリテーションが在宅で提供される場合も増えており，そのような場面で容体の急変などが起これば，リハ専門職に緊急性の判断が求められることもあります．

　安全管理や救急医療は，実践を重ねることが特に重要となる領域です．しかしそれに先立ち，最低限必要な知識の確実な理解は必要です．リハ専門職を目指す人が業務の実践，そして対象者の生命にも深く関わる重要な領域である安全管理や救急対応について学修し，共通した基盤をもつことは，最終的に適切な実践が行われることにつながるものと思われます．

2021年5月

担当編集

立石雅子

目　次

執筆者一覧

▌編集者

内山　靖（うちやま　やすし）　名古屋大学大学院医学系研究科予防・リハビリテーション科学創生理学療法学

藤井　浩美（ふじい　ひろみ）　山形県立保健医療大学保健医療学部作業療法学科

立石　雅子（たていし　まさこ）　日本言語聴覚士協会

▌執筆者（執筆順）

猪口　貞樹（いのくち　さだき）　東海大学医学部医学科

立石　雅子（たていし　まさこ）　同上

山上　潤一（やまがみ　じゅんいち）　藤田医科大学病院医療の質・安全対策部医療の質管理室・リハビリテーション部

安田あゆ子（やすだ　あゆこ）　藤田医科大学病院医療の質・安全対策部医療の質管理室

山中誠一郎（やまなかせいいちろう）　初台リハビリテーション病院回復期支援部

石黒　信久（いしぐろ　のぶひさ）　北海道大学病院感染制御部

近藤　和泉（こんどう　いずみ）　国立長寿医療研究センター

日髙　正巳（ひだか　まさみ）　兵庫医科大学アドミッションセンター

兵藤　好美（ひょうどう　よしみ）　元・岡山大学大学院ヘルスシステム統合科学研究科

中俣　孝昭（なかまた　たかあき）　鈴鹿医療科学大学保健衛生学部リハビリテーション学科理学療法専攻

花田　裕之（はなだ　ひろゆき）　弘前大学医学部附属病院高度救命救急センター

平良　隆行（たいら　たかゆき）　琉球大学医学部附属病院救急部

笠井　史人（かさい　ふみひと）　昭和大学病院リハビリテーション科

岩田健太郎（いわた　けんたろう）　神戸市立医療センター中央市民病院リハビリテーション技術部

西原　浩真（にしはら　ひろまさ）　神戸市立医療センター中央市民病院リハビリテーション技術部

木村　雅彦（きむら　まさひこ）　杏林大学保健学部理学療法学科

長倉　寿子（ながくら　ひさこ）　元・順心リハビリテーション病院地域リハビリテーションセンター

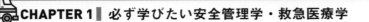

なぜ安全管理学を学ぶのか

POINT

医療はつねに危険と隣り合わせ．組織全体で安全管理に取り組み，多職種が連携して継続的に実施するために安全管理学を学ぶ．

1 医療はつねに危険と隣り合わせ

医療施設の目的は，安全で良質な医療を提供することであるが，医療にはつねに避けられない危険が付きまとっている．また，リハビリテーション（以下，リハ）を行う患者は何らかの機能障害をもっているので，事故が生じやすい．

外傷や誤嚥などの直接的な**事故（アクシデント）**も少なくない．点滴などの医療機器を装着したままリハを行う患者では，これらに関連した事故も起こりうる．近年増加している高齢の患者は，さまざまな持病をもっており，作用の強い薬剤が投与されている場合や特殊な治療を受けている場合も多い．リハの際に，これらに関連して全身状態が変化，あるいは急変することは珍しくない．

さらに，患者が感染性の疾患に罹患していることも少なくない．抗菌剤に耐性のある細菌や伝染性の強い病原体に罹患している方が通院あるいは入院・入所している場合，これらの感染症がリハを介して脆弱な患者の間に蔓延すれば，大きな危険が生ずる．

一方で，さまざまなリスクを抱える患者に対しても，安全管理によってリスクを低減しつつ，機能回復のために必要なリハはできるだけ実施しなければならない．

2 事故をゼロに近づけるための対応

リハを含めて，医療に伴うあらゆる事故の発生率をゼロにすることは，残念ながら不可能である．したがって，事故の発生を**未然に防ぐ**ための措置を講じること，また同じ事故を再発させないための対策を継続的に行って事故の発生率をできる限り低くするよう日々努力を続けることが最も大切である．

一般的に，大きな事故の発生にはさまざまな要因が関与している．このため，事故の未然防止や再発防止を考える際には，目につきやすい事象だけでなく，さまざまな視点から分析を行い，多面的に根本的な原因を探り，対策を行うことが肝要である．また，**未然事故（インシデント）**の例をできるだけ多く収集し，事故が発生する前に要因を取り除くことで，事故の発生率を低減できる．

医療では，さまざまな医薬品や医療機器などの使用，リハにおける日常的で直接的な介入も，人間が行う．医療安全には人と周囲環境との関わり（**ヒューマンファクター**）が大きく関与しているため，各職種に対して適切な教育・訓練を組織的に行うことも大変重要である．

3 安全管理には組織全体で取り組む

施設の管理者（院長など）には，法律によって**医療安全管理**と**感染対策**の実施が義務づけられている．安全管理や感染対策は，個々の部署や職種内の問題として捉えるのではなく，**施設全体の問題**として組織的に取り組み，多職種が連携して継続的に質を改善していく必要がある．リハ部門に

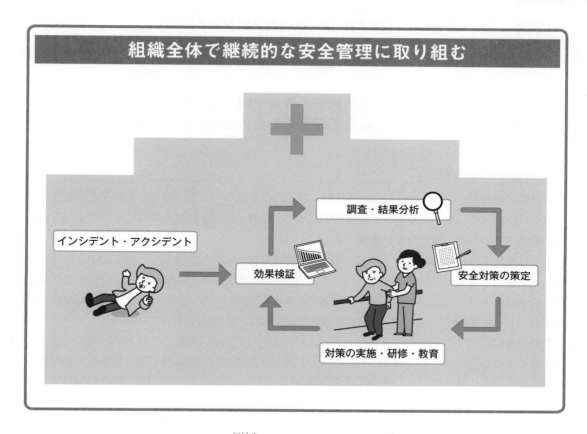

おいても，施設の一員としてこれらを遵守するとともに，他の職種と連携して安全管理に貢献することが求められている．

　また，安全管理を組織的に実践するために，管理者は責任をもって安全管理体制を整備するとともに，個々の医療従事者の教育・訓練を支援し，組織全体の安全に対する文化を形成・維持していかねばならない．

4 リハビリテーション部門で起こる事故を防止する

　リハ部門では，転倒による骨折や患者取り違えのような，影響の大きな事故がしばしば起こる．国家資格をもつ医療従事者が業として医療行為を行い，有害事象が起こった場合，当事者が注意義務を果たして（危険性を認識して，回避する努力を行って）いないと，**過失責任**を問われる可能性がある．

　たとえば，患者が運動療法中に転倒して頭部外傷を負った場合，当事者が転倒の危険性を認識して事前およびリハ実施中にリスク評価を行い，転倒防止策や防護策をとっていたか，さらに適切な事故後の対応が行われたか，などが問われる．

　リハ部門では，事故をできるだけ防止するため，各施設の**安全管理指針**に基づいて，リスク評価やリハの中止基準，事故時の対応などを定め，関係者に周知・教育し，主体的な事故防止に努めることが求められている．

（猪口貞樹）

LECTURE
1-2

なぜ救急医療学を学ぶのか

POINT
患者急変時の救命処置，リスク評価と急変予測，急性期リハの原疾患に対する知識を身につけ，安全な医療を提供するために救急医療学を学ぶ.

1 患者急変時の対応

リハ中に患者が急変し，生命に関わる状態になることは珍しくない．転倒や誤嚥などの事故だけでなく，急に発症した心筋梗塞などの疾病によって，全身状態が突然悪化することがある．このときに最優先するのは，**患者の安全確保**である.

特に，急に意識がなくなった，あるいは呼吸が停止した，といった生命の危険が切迫した状況では，速やかに必要な処置を開始するとともに，周囲に呼びかけて人員を確保し，可能であれば医師・看護師と連携して対応する．一方，介護福祉施設や訪問リハなどでは，一人で対応しなければならないことも多いので，急変時の対応を確実に身につけておかねばならない.

救命処置は，国際的に手順が標準化・マニュアル化されている．ただし，突発的な状況に適切に対応するには知識をもっているだけでは不十分であり，冷静かつ自然に体が動くようにあらかじめ訓練しておかねばならない．このため，シミュレーションなどの実技講習があわせて行われている.

このような訓練は，医療に関わるすべての専門職に対して行う必要があり，各専門教育の必須事項である．また救命処置にも年々新しい知見が加わるので指針や標準マニュアルは定期的に改訂されており，教育・訓練は継続的に繰り返し実施する必要がある．各医療提供施設は，医療安全管理の一貫として，救命処置に関する教育・訓練を実施している.

2 患者を観察・評価して急変するリスクを予測する

リハを行う患者は，高齢でさまざまな疾病をもっていることが多く，しばしば心肺機能などが低下している．また脳卒中や心筋梗塞などの患者では，再発の危険や不整脈で状態が急変することもある．嚥下訓練を受けている場合は，健常者より誤嚥の危険が高い．一方，リスクに配慮しながら適切にリハを実施しなければ患者の機能回復は望めない.

リハを行う際には，それぞれの患者がどのような**リスク**をどの程度もっているのか確認し，同時に急変する可能性のある病態を予測しなければならない．したがって，救急の疾病に関する基本的な知識と，急変の原因になる合併症について学習しておくことが重要である.

患者が急変する前には，それぞれの病態によって，何らかの**前駆症状**や**異常所見**がみられることが多い．これらを見逃さないよう，リハの実施前および実施時に**バイタルサイン**を確認し，チェックすべき症状や所見を学習し，つねに患者を観察・評価する．チェックシートなどによって漏れなく確認できる体制をとっておくことが望ましい.

急変の予測についても，座学教育だけでは不十分な場合がある．確認すべき所見に自然と注意を向け，気づくことができるよう，シミュレーションなどの実技訓練を行うことが有効であり，プログラムの開発も行われている.

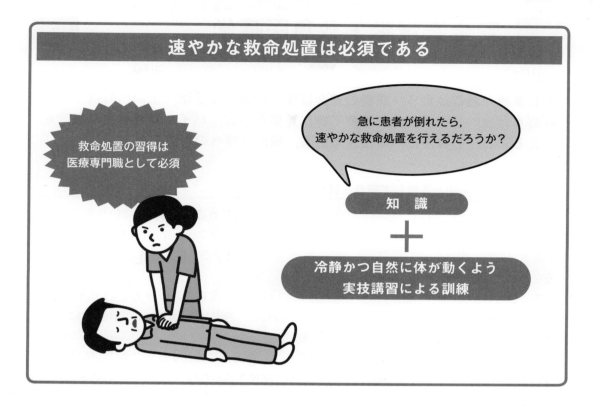

③ 急性期リハビリテーションを行う患者の病態を理解する

　最近は，外傷や脳血管障害，心疾患などの**救急疾患**に対しても，できるだけ早期にリハを開始している．このような患者は，急性疾病の経過中にあって全身状態が安定していないので，リスクも高い．

　それぞれの患者の原疾患にどのようなリスクがあるかを理解しておくことが大切である．

④ バイタルサインを確認する

　生命に危険が及ぶ状態かどうかを判断するうえで，最も基本となるのが生命徴候（バイタルサイン）である．またバイタルサインの異常を生じる病態や疾病はさまざまあるので，適切にバイタルサインをとり解釈することは，リハを含めたすべての医療専門職にとって必須である．

　バイタルサインには，**意識**，**呼吸**，**脈拍**，**血圧**，**体温**があり，それぞれ数値によって定量的に表現できるようになっている．具体的な状態を記録することも大切であるが，バイタルサインを数値化することで，正確に記録を行い，経時的変化を観察し，他の医療専門職に対して正確に情報を伝えることができる．

　急変時のバイタルサインの測定は，特に迅速かつ正確でなければならない．リハの前，実施中，実施後に，日常的に測定を行って，測定に習熟することが重要である．またバイタルサインに異常がある場合の測定は，しばしば容易ではないので，別途訓練しておくことが望ましい．

（猪口貞樹）

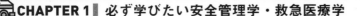

LECTURE 1-3
リハビリテーションに活かす 安全管理学・救急医療学

POINT
もし事故が起こったら，患者の安全確保，誠意ある説明，上司への速やかな報告を行う．リハ中の救急医療で特に重要なのは，バイタルサインの異常を捉えること，心肺停止への迅速な処置，転倒外傷への対応である．

1 他の部署・職種と連携して安全を確保する

具体的な安全対策について，部署・職種内で情報が共有されることの必要性はいうまでもない．会議などの形式的（フォーマル）な方法と雑談など非形式的（インフォーマル）な方法の両者によって，部署・職種内のコミュニケーションが円滑になるよう配慮する．何でも言える環境と習慣をつくることが大切である．

一方，医療は多くの専門職種によって分業されているため，全体の姿がみえにくい場合がある．安全管理は当該部署だけでは実現できないことを認識して，日頃から他の部署・職種間のコミュニケーションを図り，連携体制を強化しておく必要がある．

たとえば転倒への対策は，リハ部門だけではなく，病棟をはじめとする施設全体の問題であり，多くの職種が関わっている．多職種からなるチームで情報を共有しつつ対応を行うとともに，包括的なリスク評価や転倒防止策を講じることによって，施設全体の安全水準を向上させることができる．

2 インシデント・アクシデントは速やかに報告する

事故（アクシデント）発生時の原則は，「逃げるな，隠すな，嘘つくな」である．

万一，事故が起こった際には，患者の安全確保が第一優先であるが，続いて患者本人や家族の方に誠意をもって状況を説明する必要がある．あわせて施設のマニュアルに沿って，管理者などへ速やかに報告することも重要である．迅速な報告により，事故に対する組織的な対応を開始することが可能になり，さまざまな面から要因を分析して，速やかに再発防止策を検討することができる．

特にヒューマンファクターが関わって事故が生じた場合，個人の責任追及にばかり目がいくことがある．これは，重大事象の隠ぺいや根本原因の誤った分析につながりかねず，大変危険である．誰もが迅速な報告と再発防止の重要性を認識できるよう，日頃から組織全体で安全管理に対する文化を醸成することが望ましい．

また，大きな事故には至らないが事故に結びつく可能性のある事象（インシデント）についても，影響のないものを含めてすべて報告する必要がある．日常的に施設全体のインシデントを収集・分析し対策を講じることで，継続的に事故の要因を減らし，大きな事故を未然に防ぐことができる．

3 心肺停止に迅速に対応する

リハ中に起こる最も切迫した状態は，心肺機能の停止（心肺停止）である．突然の心肺停止は，心室細動のような致死的不整脈のほか，急性心筋梗塞，肺梗塞，大動脈瘤や急性大動脈解離の破裂

などさまざまな疾患によって起こる．心肺機能が数分間停止すると，意識が消失し，間もなく呼吸も停止する．窒息や肺の障害などで呼吸機能が停止もしくは著しく低下した場合にも，数分で意識が低下し，適切に対応しなければ心肺停止に至る．

　いったん心肺停止に至ると，脳への酸素供給が断たれるため，急速に脳機能の障害が起こる．救命処置によって脳への酸素供給を再開しなければ，機能障害は不可逆的になる．心肺停止からの許容時間は長くても10分程度であり，救命処置が早いほど救命率も高いので，迅速な処置の開始が何よりも重要である．

　このため，救命処置に必要な**自動体外式除細動器（AED）**などの機器を容易に使用できる場所に設置しておくこと，また医療従事者はもとより，医療・介護施設や福祉施設などの一般職員も，**基本的な救命処置（一次救命処置）**を身につけておくことが望ましい．救命処置の具体的な手順については，CHAPTER14を参照のこと．

4 転倒・転落への対応

　リハを行っている患者で最も高頻度にみられる事故は，転倒に伴うものである．運動療法や作業療法中が多いが，施設内での単なる転倒も少なくない．多くの場合，軟部組織の挫傷などに留まるが，上肢または下肢の骨折をきたすことも少なくない．特に高齢で骨粗しょう症や低栄養を合併している場合は，容易に骨折を生じる．

　高リスクの患者では，転倒防止策を確実に行うとともに，転倒時には**医師が診察**のうえ，画像検査で骨折の有無を確認する必要がある．高齢者の大腿骨頸部骨折は，手術を要し，合併症や活動度の低下などにより死亡の危険を伴うので注意を要する．

　転倒による高齢者の頭部外傷は比較的まれであるが，**頭蓋内損傷**は死亡の危険因子であるため，確実に診断しなければならない．頭部の表面外傷の有無，受傷機転や意識レベルの変化などに注意し，少しでも疑わしければ，CTやMRIなどの画像診断により，頭蓋内損傷の有無を確認しておくことが望ましい．

（猪口貞樹）

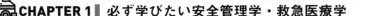

LECTURE 1-4

本書の構成と学び方

POINT

本書ではリハ専門職としてリハの臨床を実践するうえで必須の知識である安全管理学と救急医療学について学修し，安全と救急医療に関する基本的な理解を深めていく．

1 本書の構成

　本書はリハ専門職を目指す学生のための，安全管理学と救急医療学の入門書として作成された．まず第1章では安全管理学と救急医療学を**学ぶ意味**，そしてリハにおける事故への対応のポイントを示した．第2章から第7章では安全管理学の基本を説明する．第2章では**安全管理学**の総論としてまず安全管理とは何か，そして医療安全とは何かに始まり，有害事象の予防と対応について概説する．第3章では医療施設における医療法による安全管理の義務づけや高齢者の多い介護施設での留意点など，**医療施設と介護施設**における全般的な安全管理，またリハにおける安全管理について学修する．第4章では**感染症**に対する安全管理として組織で取り組むべき院内感染対策や問題となりやすい病原菌の特性，さらには感染経路について，さらにその経路の遮断や予防策，またリハ実施の際の感染症に関する衛生・予防対策についても学ぶ．第5章では**転倒**を取り上げ，転倒の定義と転倒の要因の中で過去の転倒が重要な影響を及ぼすことについて，また転倒予防の対策と転倒予防につながるリハについて学修する．第6章では**リハで使用する機器**に関連する法規や安全基準，また電磁波の影響や適切な使用環境について，さらにはリハ機器や物理療法で用いられる機器の使用時のチェックを含む安全管理について学ぶことができる．また第7章では安全管理には**多職種と連携**し，組織としての取り組みが重要であること，日ごろからの安全管理に関する教育と危機に対する個人の意識づけが重要であることが示される．

　第8章から第10章では救急医療学について学ぶ．第8章では**救急医療**とは何か，診療の際のアプローチの方法，緊急を要する病態や臨床所見について，バイタルサインの特徴，そして災害医療の体制について概説する．第9章では中枢神経障害，循環器障害，呼吸器障害，そして外傷について，それぞれ救急医療でどのような**対応**をするか学ぶ．第10章では**急性期と周術期**の循環・代謝動態について，侵襲に対する生体の反応，術後のアセスメント，急性期や周術期のリハ実施の際の留意点が示されている．

　そして第11章から第14章までは安全管理や救急医療をふまえたリハの実践場面について学ぶ．第11章で救命救急における**リハの役割と実際**，また集中治療室におけるリハの役割と実際，さらに実践における留意事項を学修する．第12章では**高度急性期リハの実際**として，急性呼吸不全，急性心不全，脳卒中，そして重度熱傷に対するリハの留意点について学ぶ．第13章では今度は**在宅**における安全管理と緊急時の対応について，通常の状態を把握しておき，変化を迅速にとらえることが重要であること，在宅での安全対策にどのような機器が利用できるか，また緊急時の判断基準と緊急時に何をなすべきかという対応について学ぶ．第14章では**一次救命処置**について，適応，その手順，AEDについて，心拍再開後の対応，さらにCOVID-19パンデミック下の手順につ

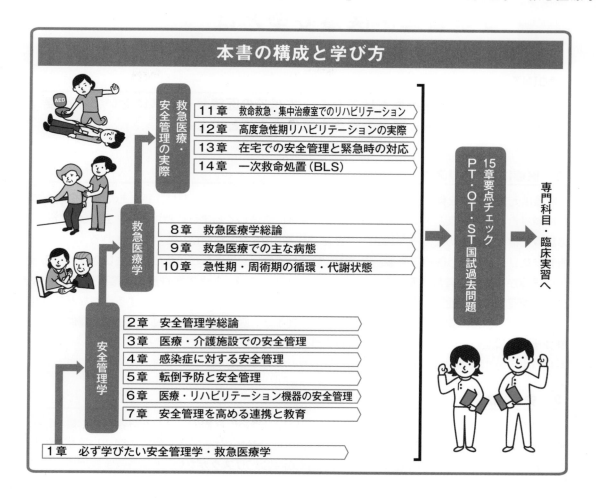

本書の構成と学び方

いても学修する.

　第15章は全体の復習のための確認問題が記載されているので，自身の学修到達度の確認に活用できる.

　本書では各章はこのような構成となっている.

2 学び方のヒント

　効果的なリハを対象者に提供するために，リハ専門職をめざす人は専門的知識および技術を学修する．しかし，それに先立ち，対象者と直接接触するリハ専門職は対象者に危険を及ぼさないようにすることが重要である．そのために安全管理学・救急医療学に関する学修が必須である．日ごろから対象者の状態を把握し，変化を察知する観察力を磨く努力をすることが重要であり，同時につねにチームということを念頭に置き，多職種と連携したうえで組織的な取り組みをすることが求められる．

（立石雅子）

LECTURE
2-1

安全管理・医療安全とは

POINT
安全管理とは，医療行為だけでなく，すべての医療サービスにおいて不必要な害のリスクを減らし患者の安全を確保することである．

1 医療におけるリスク

　医療は元来**リスクを伴う行為**であり，医療によってもたらされる利益は，害をもたらす危険とつねに隣り合わせである．1つの間違いが患者の傷害に直結してしまうことがあり，2016年の米国の試算では，**医療上のエラー**[※1]によって全米で年間約25万人が死亡しているとされる[1]．リハ医療もまたリスクを伴う医療である．治療中に意図せず骨折や外傷などが新たに発生したり，状態悪化に気づかず患者の**有害事象**につながる可能性は十分にある．加えて急性期の状態不安定な症例，外科手術直後の超急性期の症例，呼吸器疾患や循環器疾患などの併存疾患を有する症例などのリハにおいては，患者の安全が保てなくなる危険が存在する．医療従事者は職種を問わず，提供する医療サービスに潜むこのようなリスクを検討する必要がある．

※1 意図したことの実行における失敗，または目的達成のための計画の失敗

2 安全とは

　安全 (safety) とは何か．世界保健機関 (WHO) は，「不必要な害のリスクを許容可能な最小限の水準まで減らす行為」と定義し[2]，患者安全 (patient safety) はそのうち医療に関連したものとしている．この説明からもわかるように，「安全」の定義は"**リスクがない**"という否定表現で，概念的な言葉となっている．

　別のいい方をすると，安全は「**絶対安全**[※2]」で定義はされておらず，つねに危険は存在しているとしたうえで，許容可能な範囲にリスクが抑えられている状態といえる．しかし，この許容範囲は時代背景や社会情勢，価値観によっても変わる相対的なものである．一言で「安全」といってしまうとどうしても「絶対安全」をイメージしてしまいがちだが，つねに存在するリスクを同定したうえで，どのようにコントロールするかを検討し，やり方を決め，許容範囲まで抑えられているか測定し，そのことを明文化していくことが**患者安全**につながる．

※2 残留リスクがゼロの状態

3 医療安全の実際

　リハ医療の対象者は，病気や怪我などにより運動機能障害や高次脳機能障害・認知機能障害を有する場合が多い．たとえば移動について考えると，転倒するリスクは健常者に比べはるかに高い．だからといってリスクを下げるために安静を強いると，安静により廃用が進み認知・運動機能のさらなる低下を招き，よりリスクが上がるという悪循環が生じる．医療専門職は，患者のリスクを認識したうえで，利益と安全に十分な配慮をした医療を提供することが求められる．

　医療事故の模擬事例を**図**に示す．歩行練習中の転倒事故により，再骨折という重大な怪我が生じ

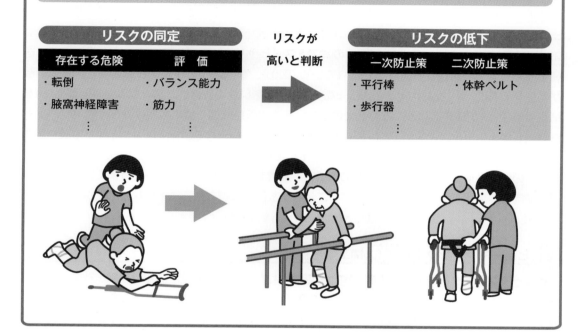

医療事故の模擬事例

70歳代の患者

右下肢の骨折のため入院．骨折に対して骨接合術の手術を行い，その後リハを実施．右下肢は免荷（浮かした）状態で，左下肢と両松葉杖で歩行練習を行っていたが，患者がバランスを崩し転倒した．リハ専門職は患者の後方で見守っていたが，転倒するスピードに間に合わず支えることができなかった．転倒後右下肢の疼痛が増悪し，検査の結果，接合部の再骨折が発覚し，再手術となった．

リスクの同定		リスクが高いと判断	リスクの低下	
存在する危険	評価		一次防止策	二次防止策
・転倒	・バランス能力		・平行棒	・体幹ベルト
・腋窩神経障害	・筋力		・歩行器	
︙	︙		︙	︙

てしまった事例である．このような事故によって不必要に生じた怪我は，患者に余計な苦痛を与えるばかりか，再手術や入院期間の延長をまねくなど与える影響は多大になる．

　では，事故を防ぐにはどのようにすればよいのか．事故を防ぐうえで重要なことは危険を同定し，そのリスクを可能な限り下げることである．**リスクの同定**には，どのようなリスクが存在するか予測することと，そのリスクの程度を評価することが必要である．**リスクの予測**には，過去の事例や経験から学ぶことが最も重要である（☞LECTURE 2-3③）．**リスクの評価**については，たとえば転倒リスクであれば，筋力やバランス能力などの評価を行い判断する．次に，仮に転倒リスクが高いと判断した場合には，その**リスクを下げる**ために何が必要かを考える．たとえば，歩行を松葉杖ではなく安定性のよい平行棒で行ったり，歩行器を使用したりすることで，ふらつくリスクを下げることができる．また，評価の結果転倒リスクが低いと判断したとしても，転倒事故が起こる可能性はゼロではない．万が一のことを考え，患者の身体を十分に支えられるように体幹ベルトを装着するなど，**複数の安全策**を考えることが重要である（☞LECTURE 2-3③）．

（山上潤一・安田あゆ子）

LECTURE
2-2

ハインリッヒの法則

POINT

ハインリッヒの法則は，ヒヤリハットの収集を通してヒューマンファクター
を分析し，重大事故を防ぐ活動の根拠となっている．

1 ハインリッヒの法則

ハインリッヒの法則は米国のトラベラーズ保険会社に勤めていたハーバート・W・ハインリッヒ (Heinrich) が提唱したものである[3]．1件の重大事故が起こるまでには，同種の事故原因による29件の軽い事故があり，さらに300件のニアミス・ヒヤリハット[※1]があるというものであり，医療事故でも同様の構図がみられるとされている (図①)．事故防止の視点から考えると，重大事故が発生する前に，小さな芽 (ヒヤリハットなど) の情報をいかに収集し，摘み取るか (再発防止策を構築すること) が重要となる．この考えのもと，多くの医療機関では事故だけでなくヒヤリハットの情報も集めるため，インシデント報告システムが取り入れられている．リスクを知り事故を予防するために過去の事故から学ぶことは医療安全においてとても重要な要素である．さらにハインリッヒの法則の意味を考えると，事前に気づいて事故を防げたヒヤリハットやうまくいった事例など，前向きな情報を積極的に集め分析することも事故防止に寄与することになる (図②)．

※1　ミスやエラーが生じたが，患者に実施されなかった場合や実施されても影響がなかった場合

2 ヒューマンファクターズ（人間工学）

ヒューマンファクターズは，人間工学と同義に使われることもあり，認知心理学・社会心理学・生理学・行動科学・脳科学など，生物としてのヒト (およびその能力) に関わる多くの学問領域における知見を，システムの安全性や効率向上のために実用的に活用しようとする総合的学問である．その理論は人間が普遍的に有する誤りやすさという性質が前提となる．これまでのヒューマンエラーに対するアプローチは，従事者が十分注意を払い，訓練を受け，熱心に働けばエラーを回避できるというものであった．人間工学の研究では，人間とシステムとの関係を対象として，効率，創造性，生産性および職務満足の改善に注目しエラーを減らすことを目標とする．

人間の脳や感覚器官は非常に高い処理能力をもっているが，外部から入ってくる情報は多種多様で量も多い．それらを瞬時に判別し，理解するためには効率が優先される．その結果，人間の特性として錯覚やエラーを起こしやすい状況が知られるようになった．英語の「To err is human (人は誰でも間違える)」は，1999年米国で出版された患者安全に関する報告書の題名になり，医療安全の分野においてヒューマンエラーを克服するうえで有名な言葉となった[4]．人間がエラーを起こす原因はさまざまあるが，代表的なものには不注意や不慣れ，錯覚や忘却などがある．周りの環境，たとえば暗くて見えづらい，うるさくて声が聞こえづらいなどの要因が加わったり，疲労，ストレス，作業の中断などの要因によって，さらにエラーは起こりやすくなる．そのため，人間はエラーを起こしやすいものという前提に立って，どのようにしてエラーを起こしにくい環境を作るか，どのようにしてエラーをカバーできるシステム (仕組み) を作るかが重要であり，加えて，道

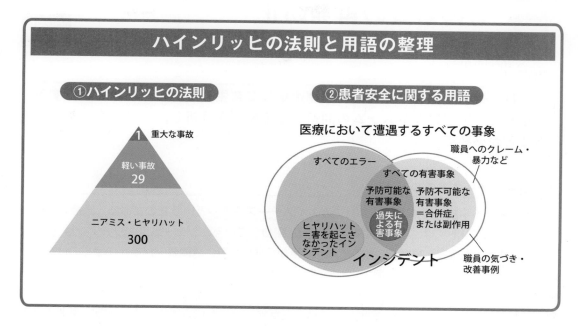

具や機械も安全で使いやすいように設計することが重要である．これには，フェールセーフとフールプルーフという考え方がある．

フェールセーフ※2の例は，ホットパックウォーマー（機械）や低周波治療機が漏電した際にブレーカーが作動し電源が落ちるなど，誤作動や不具合が発生してもつねに安全に制御する仕組みのことである．

フールプルーフ※3の例は，吸引のためのソケットと酸素投与のためのソケットが誤接続されないように異なる形状に設計してあるなど，もともと誤った操作ができないような構造や仕組みにすることである．

※2 故障や不具合が発生したときに，つねに安全側に制御すること[7]
※3 誰でも安全に使えるように，また，し忘れやし間違いが起こったときに事故を回避する仕組み

3 インシデントと有害事象

患者安全に関わる**インシデント**とは，患者に不必要な害を及ぼす可能性があった，または実際に害を及ぼした事象または状況である．インシデントとは別に，患者に害があったものを"アクシデント"とよび分けている施設もあるが，国際的には，報告されたものすべてにインシデントという用語が使われている[5]．インシデントとしてどのようなものを報告するかについては，議論があるところであるが，すべてのエラーや有害事象に関するもの，特にヒヤリハットは前述の理由で報告が奨励されていることが多い．

有害事象とは，医療により患者に好ましくない害が及ぶことである．有害事象には予防可能なもの（エラーによる有害事象）と予防不可能なもの（**合併症**※4・**副作用**※5）がある[6]（**図②**）．

※4 手術や検査後にそれが原因となって起こる病気で，ある一定の確率で発生してしまうもの
※5 薬剤あるいは医療処置で，目的の効果以外に発生してしまう好ましくない作用

（山上潤一・安田あゆ子）

有害事象の再発防止

POINT

事故は，単一ではなく複数の要因が連鎖して発生している．事故を防止するには起こった事象をシステムの問題として原因を分析し，対策を立て実行することが必要である．

1 スイスチーズモデル

　組織で起こる事故の発生機序を説明する**スイスチーズモデル**というものがある．医療で起こる個々のインシデントには，本質的に複数の要因が関わっている．ジェームズ・リーズンは，「事故は，危険要因，防護壁，損害の3つの基本的要素から構成され，危険要因が損害に至るのは複数の防護壁の欠陥による」とした[8]（**図①**）．防護壁は，さまざまな障壁，防護策，安全策からなる階層構造となっており，複数の「スイスチーズ」として表すことができる[8]．各防護壁が完璧であれば穴（欠陥）はないことになるが，完璧なものは存在せず，どこかに穴ができてしまう．事故の発生には組織内の1つの層の欠陥だけでは不十分で，複数の層で複数の欠陥が発生し，それらが同時期に重なることによって，リスクが損害につながる筋道ができてしまった場合に事故が発生する．たとえば，リハ中の事故は，リハ専門職の疲労と手順の不備と器具の欠陥とが重なって発生しうる．事故防止には，複合的に構成される防護壁（理解，認識，ルール，警報，修復装置，排除，避難など）を一連のシステムと捉え，実現可能な対策を立て，実行することが重要となる．このように，事故防止を組織全体のシステムの不備と捉えて考えることが重要となる．

2 パーソンアプローチからシステムアプローチへ

　医療を提供する複雑な環境では，エラーは決してゼロにはならない．にもかかわらずエラーが発生すると個人を非難し個人の責任で問題を解決しようとする．これを**パーソンアプローチ**という．「もっと注意しろ」「しっかりやれ」と懲罰的に個人の能力に任せた対応をしていては決してエラーはなくならず，かえって個人が萎縮したり，事故が起こっても隠そうとしたりするようになり，悪循環に陥る危険がある．「人は過ちを犯すもの」であれば，エラーは事故の原因ではなく1つの結果であり，根本原因はシステムのどこにあるかを考えることが必要となる．これを**システムアプローチ**とよぶ．システムアプローチでは医療提供のシステムを構成する複数の要因を理解する必要があり，医療従事者もシステムの一要素である．医療は複雑システムといわれており，あまりに多くの要素が相互作用しているためにシステムの挙動を予測することが困難なのである．

3 根本原因分析（root cause analysis：RCA）

　RCAはシステムアプローチに基づきインシデントを分析し再発防止策を立てる一連の手法である．ここでは，個々の医療スタッフではなくシステムに焦点を当て，個人の実践内容ではなく，システムレベルの脆弱性に注目する．コミュニケーション，教育，疲労，業務や労務管理，環境，機器，規則，方針，障害など複数の要因が検討される．実際の手順は以下のとおりである[9]．

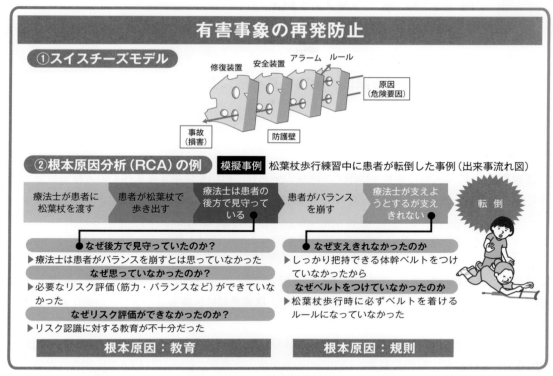

①**分析チーム招集**：分析手法に慣れた者と，当該業務を熟知している者が加わる必要がある．

②**出来事流れ図の作成**：起こった出来事を一つひとつ区切って，時系列に並べ流れを追う（**図②**）．

③**なぜなぜ分析**：細分化した出来事に対して，目にみえるエラーの箇所を抽出し，[なぜ] − [答え]，[なぜ] − [答え] を複数回繰り返し，根本原因の究明に至る．根本原因は1つでないことが多い．

④**因果図**：なぜなぜ分析の「なぜ」を取り除き，根本原因と出来事（結果）の整合性を確認しつつ図示する．表現方法には特性要因図なども用いられる．例）体幹ベルトを着けるルールになっていなかった（根本原因）ため，ふらつき時に把持できる箇所がなく支えきれなかった（結果）．

⑤**対策立案**：それぞれの根本原因に対して，実行可能な改善策を挙げ，責任者を決め，実行期限，改善の効果を追跡する方法や担当者，予算などを決める．

4 ┃ チーム医療の推進

　現代の医療は決して1人では成り立たず，さまざまな職種のスタッフと協働して提供する必要がある．それぞれがチームの目的を共有したうえで，自身の役割を理解し遂行することで，連携・カバー（サポート）し合えるようになる．そのためにはまずチーム体制を理解する必要がある．チームには通常患者に医療を提供する医師，看護師，リハ専門職などからなるコアチームだけでなく，緊急時に対応するチームや業務を調整するチームなどがある．加えて，患者やその家族にはチームの一員として参加を促すことが重要である．患者自身の治療の選択の場面だけでなく治療の目的を理解して役割を遂行することも，安全で質の高い医療には必要となる．とりわけリハ医療では，治療自体が患者の主体性に重きを置いているため，転倒事故防止などでは患者・家族の役割も大きい．

(山上潤一・安田あゆ子)

LECTURE
2-4

有害事象への対応

POINT
事故が発生してしまった際は，被害を最小限にとどめるべく組織として最善を尽くすことが重要である．

1 医療事故と有害事象

医療事故とは，「医療に関わる場所で，医療の全過程において発生するすべての人身事故で，以下の場合を含む．医療従事者の過誤，過失は問わない」とされている[10]．

- （ア）死亡，生命の危機，病状の悪化等の身体的被害および苦痛，不安等の精神的被害が生じた場合
- （イ）患者が廊下で転倒し，負傷した事例のように，医療行為とは直接関係しない場合
- （ウ）患者についてだけでなく，注射針の誤刺のように，医療従事者に被害が生じた場合

このように，わが国では，医療に関連した場所で発生した，すべての不利益や何らかの損害・傷害を医療事故と捉えることが一般的である．また，**医療過誤**は医療事故のうち医療関係者に**過失**[※1]を伴うものとされている．

ただ，「医療安全」という言葉は日本固有の使い方で，WHOを含めて世界的には「**患者安全（Patient Safety）**」が一般的である．わが国の医療事故の定義が，前述（ウ）のように患者のみならず医療関係者の**安全衛生**[※2]も含んでいることから，医療安全という言葉が使われているが，ここで考えるべきことは患者にとっての安全をいかに確保するかである．

※1　事実を認識することができるにもかかわらず注意を怠ること．明らかに落ち度がある場合
※2　職場における労働者の安全と健康を確保すること

2 被害を最小限に

患者に望ましくない事象が生じた場合には，過失によるか否かを問わず，まず，人手を集めることが大切である．医療処置を施せる医師や看護師なども含め，組織の総力を結集して，患者への被害の拡大防止およびその回復に全力を尽くす必要がある．そのためには，緊急時に他部署や他職種とスムーズに連携がとれるように，平時に組織体制や連絡手段を確認しておく必要がある．自施設でできる対応が限られている場合は，他施設への搬送も含め検討する．また事故の内容を安全管理部門や所属長などしかるべきところへ報告する（インシデントレポートや口頭報告など）．

3 事故状況の確認

患者の状態が安定し救命対応が一段落した段階で，事故に関係した職員や職種は全員が集まり，起こった事象を確認する必要がある．このときに重要なのは，起こった**事実を時系列に沿って確認**することである（☞LECTURE 2-3図②）．人の記憶は非常に曖昧であるため，時間が経つと事実があやふやになりやすい．そのため，可能であれば，管理者またはそれに準じた者が全体を取りまとめながら記録としてメモや文書で残しておくこと，その際時間を記録することが大切となる．

事故対応とオープンディスクロージャーの6つの原則

事故が発生したら…
①人手を集め救命や処置に全力を尽くす
②状況の確認
③事実の記録
④事実の説明 ⋯⋯⋯⋯⋯⋯⋯⋯⋯⋯⋯
⑤事故原因の検証と再発防止

オープンディスクロージャーの6つの原則
①適切なタイミングで率直なコミュニケーションを行う
②インシデント（過失の有無は問わない）の発生を認める
③遺憾※・謝罪の意を表明する
④患者とその関係者が抱くと考えられる期待を可能な範囲で想定する
⑤インシデントに関係したスタッフを支援する
⑥守秘義務を守る

※ 思い通りにことが運ばなくて残念であるという気持ち

4 ▎ カルテや記録用紙への記載

　患者側との紛争※3や裁判などは事故から1～2年経過してから起こされることも少なくない．そのため，数年後に事故の内容がどうであったかは記憶によって確認しようとしてもできるものではない．いざ裁判となった場合，医療者側の証明となりうるものは唯一**診療記録**や**カルテ**に残された内容となる．そのため，できるだけ事故時の状況を事実に基づき詳細に記録に残す必要がある．

※3　医療サービス全般に関連して生じた患者側と医療側とのすべての対立やトラブル

5 ▎ 患者側への説明

　事故が起こってしまった場合，当然のことながら，患者側に事故の内容・原因について説明する必要がある．このとき重要なのは，患者側の気持ちをふまえたうえで真摯に対応していくことである．また説明を行ううえで考慮すべきこととして「**オープンディスクロージャー（率直な情報開示）**」というものがある．これは，医療事故が発生した場合や治療結果が悪かったことを患者やその家族に誠実に伝えるプロセスを指して用いられる用語である．オープンディスクロージャーには6つの重要な原則があり，医療従事者としての説明責任を果たすことと誠実な態度を示すうえで重要なものである（**図**）[2]．

　オープンディスクロージャーはプロセスであり，一度説明をすればそれで終わりというものではない．患者やその家族だけでなく，医療従事者にとっても辛い内容について，組織として正面から向き合い，次に進むためのプロセスとして繰り返し丁寧に行うことが重要となる．

6 ▎ 事故原因の検証と再発防止

　事故の内容や資料をもとに，事故の原因を慎重に検討する必要がある．その際は，個人の問題ではなくシステムアプローチに沿って，原因を検討していく（☞LECTURE 2-3③）．そして，明らかになった事故原因に対して，実施可能で現実的な再発防止策を組織として立案し，それを実行していくことが重要である．

（山上潤一・安田あゆ子）

LECTURE
3-1

医療施設での安全管理

POINT

医療施設における安全管理は医療法で義務づけられている．医療安全管理委員会などの体制づくりをはじめとして，組織で取り組んでいく．

1 医療施設における安全管理

　安心安全で良質な医療を提供するために，安全管理は欠かせない．病院や診療所など医療施設における安全管理は医療法によって法的に義務づけられている．その内容には，**安全管理体制の充実・強化**，**感染制御体制の充実**，**医薬品・医療機器の安全管理体制の確保**などがあり，診療報酬上においても安全管理体制加算が導入され安全活動の積極的な推進が図られている．主な取り組みは医療安全管理委員会の設置・開催や，研修などの実施である．

2 安全管理対策の種類

　医療施設の安全管理は，合併症対策や事故防止対策をはじめ，感染対策，医薬品の取り扱い，医療機器の取り扱い，窒息対策，転倒・転落対策，患者誤認対策，離院・離棟対策，個人情報流出対策などその種類は多岐にわたり，それぞれに適切な安全管理が求められる．

3 安全管理の取り組み

　医療事故は個々人の注意や知識技術のみで防げるものではない．安全管理には組織全体で取り組むことが重要であり，チームや組織のあり方を改善しなければ事故を防止することはできない．また，医療は決まった行為の単純作業ではなく，膨大な行為の選択と多様な組み合わせから構成されているため，そのすべてをマニュアル化し手順を整備することは難しい．そのため組織での取り組みに加えて医療に関わる個々人が自律的に安全を考え行動できることが特に重要な要素となる．

　安全管理の主な取り組みを以下に示す．

　組織体制づくり：医療安全管理委員会の設置，医療安全管理者・医薬品・医療機器安全管理者の配置などにより，施設内の安全管理活動を推進する．

　指針・マニュアルの整備：医療安全指針の整備，共通編と各部署編の各種手順などマニュアルを整備する．

　報告制度の整備：アクシデントやインシデント報告の整備，現場と組織の情報共有方法，事故分析の確立を図る．

　教育・研修，啓発活動：院内における全体・個別の研修，外部講演会などの企画・開催

　このような活動のほかにも，近年では医療現場における接遇推進活動や5S（整理・整頓・清掃・清潔・しつけ）活動も，安全文化を確立するために必要不可欠な組織風土をつくる活動として各医療施設で導入され注目されている．

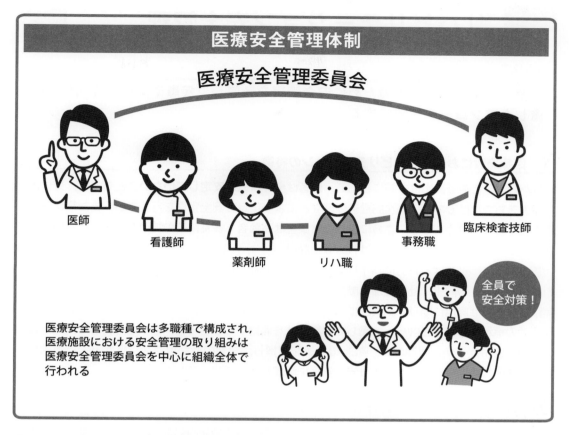

医療安全管理委員会は多職種で構成され，医療施設における安全管理の取り組みは医療安全管理委員会を中心に組織全体で行われる

全員で安全対策！

4 リハビリテーション専門職への期待

　医療施設における医療の安全を実現していくためには，医療安全管理体制の整備が不可欠であり，その取り組みは主に医療安全管理委員会を中心に組織全体で行われる．医療施設における安全管理の目的は，患者，スタッフ・組織・施設の安全文化を醸成することであり，そのためには組織による継続的な安全管理の質改善活動とともにスタッフ一人ひとりが全員で参加するという意識が取り組みの重要なポイントとなる．

　リハ専門職もその専門的知識・技術を用いて，施設の安全文化を支える一員として貢献することが求められている．

コラム

　「リスク管理はむずかしい…」と苦手意識をもっている学生や新人は多い．必要な知識と的確な実践力が求められるが，リスク管理のベースとなるのは観察力だ．患者から観察できるサインの変化を見逃さないこと．バイタルサインと合わせて，「普段と違う」「さっきと違う」という感覚を大切にしよう．

（山中誠一郎）

LECTURE 3-2 医療施設での リハビリテーション安全管理

POINT
安全で適切なリハ提供のために安全管理を徹底し，疾患や病状，個別性に配慮したアプローチを実施する．

1 医療施設におけるリハビリテーションの特徴

　リハの対象となる疾患は多岐にわたる．患者は全身状態が安定していないことも多く，身体機能に障害をもつだけでなく，高次脳機能障害などにより自身で安全管理を行えない，また症状を訴えることが難しい場合もある．さらにリハの対象者は高齢者も多く，その特徴をふまえた対応や合併症，急変時のリスクにも配慮しなければならない．

　このように，リハは本質的にハイリスクの分野であり，リスクをコントロールしながら心身機能の回復，活動性の向上，社会復帰・参加を目指していくという特徴がある．リスクを恐れてリハを実践しなければ廃用に陥り，結果的に患者にとって不利益となるため，リスクの大きい発症早期から医師の指示のもと看護師らと協働して早期リハを開始する．さらに，治療と並行して廃用症候群の予防，合併症予防，早期離床，ADLの獲得を目指し，早期の社会復帰を支援することが求められる．そのため，リハ実施にはより安全管理に配慮したアプローチが求められる．

2 リハビリテーションにおける安全管理

　リハ実施にあたっては，運動負荷に対するリスクの予想や急変時の対応方法についてリハ処方した担当の医師と事前に十分なコミュニケーションをとる．その際，患者の安静度の確認とともにどの程度の活動が可能か確認をしておくことが望ましい．運動負荷を伴うリハを実施するための基準については，『リハビリテーション医療における安全管理・推進のためのガイドライン』(表①)[1] に記載された指針がある．リハ実施の参考にし，該当する場合には推奨された対応をとる．

　リハは，リハ室に留まらず病室や病棟廊下，階段，エレベータやエスカレータ，屋外など患者の状況に合わせてさまざまな場所で提供される．そのため，リハを実施する場所の環境をよく把握し，安全にリハが実施できるよう環境を整備しておく必要がある．リハ室設備・備品やリハ機器の整備，日々のメンテナンスが安全なリハ提供には欠かせない．

　他にもリハ実施時の安全対策には，感染対策や転倒・転落，誤嚥・窒息，チューブ抜去，医療機器の扱い，患者や部位の誤認，個人情報流出対策などがあり，それぞれに必要な安全対策をとる．

3 リハビリテーションプログラム

　リハ実施においては適切な安全管理をベースとして，患者の回復および自立支援を誘導できる質の高い分析能力と予後予測に基づいたゴール設定による最適なリハアプローチの実践が求められる．患者の個別性に合わせたオーダーメイドのアプローチを安全に実施するためにも，リハ専門職として評価に基づいた個々の目標を設定し，効果的・効率的なリハ介入計画の立案と実行，すなわちPDCAサイクル (図②) の実践が必要不可欠となる．

安全管理に必要なリハ専門職の分析力と実践力

①リハビリテーションの中止基準（参考資料）

1. 積極的なリハビリテーションを実施しない場合
①安静時脈拍40/分以下または120/分以上
②安静時収縮血圧70 mmHg以下または200 mmHg以上
③安静時拡張期血圧120 mmHg以上
④労作性狭心症の方
⑤心房細動のある方で著しい徐脈または頻脈がある場合
⑥心筋梗塞発症直後で循環動態が不良な場合
⑦著しい不整脈がある場合
⑧安静時胸痛がある場合
⑨リハビリテーション実施前にすでに動悸・息切れ・胸痛のある場合
⑩座位でめまい、冷や汗、眠気等がある場合
⑪安静時体温が38度以上
⑫安静時酸素飽和度（SpO$_2$）90％以下

2. 途中でリハビリテーションを中止する場合
①中等度以上の呼吸困難、めまい、嘔気、狭心痛、頭痛、強い疲労感等が出現した場合
②脈拍が140/分を超えた場合
③運動時収縮期血圧が40 mmHg以上、または拡張期血圧が20 mmHg以上上昇した場合
④頻呼吸（30回/分以上）、息切れが出現した場合
⑤運動により不整脈が増加した場合
⑥徐脈が出現した場合

⑦意識状態の悪化

3. いったんリハビリテーションを中止し、回復を待って再開
①脈拍数が運動前の30％を超えた場合。ただし、2分間の安静で10％以下に戻らないときは以後のリハビリテーションを中止するか、またはきわめて軽労作のものに切り替える
②脈拍が120/分を超えた場合
③1分間10回以上の期外収縮が出現した場合
④軽い動悸、息切れが出現した場合

4. その他の注意が必要な場合
①血尿の出現
②喀痰量が増加している場合
③体重が増加している場合
④倦怠感がある場合
⑤食欲不振時・空腹時
⑥下肢の浮腫が増加している場合

本表は、ガイドライン改訂版と初版の対比のため、参考資料として添付された。
〔公益社団法人日本リハビリテーション医学会リハビリテーション医療における安全管理・推進のためのガイドライン策定委員会（編）：リハビリテーション医療における安全管理・推進のためのガイドライン　第2版．p112，診断と治療社，2018〕
※本書ではCQ番号を割愛している。

②PDCAサイクル

継続的改善
Act 改善
PDCA
Plan 計画 ＋E（Evaluation：評価）
Check 実行
Do 実行

個々の疾患、障害に適したアプローチの立案
・機能回復アプローチ
・代償的アプローチ
・予防的アプローチ
・機能維持アプローチ

＊適切な安全管理をベースとして、リハプログラム実施においては、心身機能の回復や自立支援を誘導できる質の高い分析能力と予後予測に基づくゴール設定、および実践力が求められる。

4 リハビリテーション専門職の専門性発揮を！

　安全で適切なリハ提供のために、安全管理は欠かせない。リスクを恐れてリハを実施しなければ**廃用**に、限度を超えて運動してしまえば**過用**に、誤った動作や道具の使用を指導してしまえば**誤用**となり、それぞれ患者にとって不利益となる。リハ専門職はリスクを考慮しながら患者に合わせた能力の獲得と社会復帰へ向けて、その専門性を発揮しなければならない。

（山中誠一郎）

LECTURE 3-3 介護施設での安全管理

POINT
介護施設入所者の多くは高齢者である．高齢者の特徴をふまえた日常生活支援と安全管理が必要である．

1 介護施設における安全管理

　介護施設には公的施設，民間施設を含めさまざまな種類がある[※1]．いずれも高齢者を中心とした介護が必要な方の施設であり，食事，入浴，排泄などの日常生活支援を中心に，レクリエーション，健康管理，リハなどのサービスを提供している．対象者の要介護度の違いなどにより，介護を受けながら長く生活をする施設や介護を受けながらリハを行い在宅復帰を目指す施設などそれぞれに特徴がある．

　医療施設と同様に介護施設の現場においても安全管理は欠かせない．日常生活支援が主となる介護現場の安全管理では，より**生活場面に主眼が置かれた対策**をとる必要がある．

[※1] 特別養護老人ホーム，介護老人保健施設，有料老人ホーム・グループホームなど

2 安全対策

　施設入所者の多くは介護が必要な高齢者である．高齢者の多くは，筋力やバランス能力の低下のみならず身体機能および精神機能・認知面の低下が進むことで，自分自身で危険を予測することや安全を守ることが困難な場合も多い．そのため慣れた環境においても**転倒**などのリスクが高まる傾向がある．転倒により骨折してしまうとADL自立度が低下し，場合によっては寝たきりになるなどその不利益は大きい．

　一方，転倒を恐れるあまり過度に活動を制限してしまうと**廃用**に陥るおそれがあり，**適切な環境設定**と**自立支援の援助**など転倒対策は必須の取り組みとなる．

　また，介護施設は感染症に対する抵抗力が弱い高齢者が集団で生活する場所であることから，**感染症を予防する対策**を整備し，発生時には感染の拡大を防ぐ対応が求められる．

　そのほか，食事介助中の**誤嚥・窒息**（上を向くと誤嚥リスクが高まる），活動性低下による**褥瘡**，**不穏状態**[※2]の管理，活動やケアに伴う**内出血や皮膚損傷**に対する対策など，高齢者の特性や障害に合わせて生活場面に配慮した安全対策が必要となる．

[※2] 行動が活発になり落ち着きがない状態のこと．せん妄などさまざまな原因により生じる．例）興奮して叫んだり暴れたりするなど穏やかでない状態

3 働く人の安全管理

　介護施設においては施設入所者の安全管理とともに，そこで働く人の安全確保も重要な取り組みの1つである．介護施設に多い労働災害の1つに**腰痛**がある．24時間365日施設入所者の生活を支える介護従事者は，移乗・入浴・トイレ・清拭・体位変換・食事などの介助時，腰部に過度な負担がかかる．腰痛対策としては，適切な福祉用具の活用や環境設定，腰部に負担のかかりにくい姿

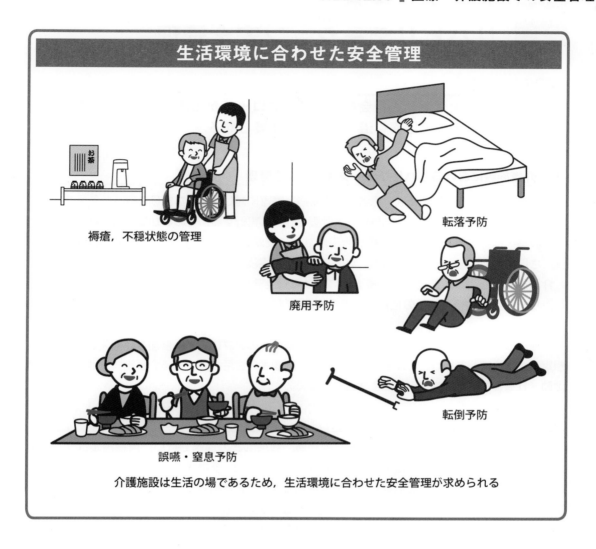

生活環境に合わせた安全管理

褥瘡，不穏状態の管理

転落予防

廃用予防

誤嚥・窒息予防

転倒予防

介護施設は生活の場であるため，生活環境に合わせた安全管理が求められる

勢（前屈や中腰の姿勢は膝を床についた姿勢に変更するなど），介助方法の指導などに加え，対象者の日常生活動作能力を活かす自立支援の観点が重要となる．その対策には，心身機能や動作能力を把握しているリハ専門職の専門性が活かされる．

コラム

　新型コロナウイルスの流行で，感染対策の重要性は一気に高まった．標準予防策の徹底はもちろん，自分自身の免疫力を高めるために栄養・睡眠・運動をバランスよく生活に取り入れ，身体的・精神的なストレスを溜めない工夫が必要である．医療職としてプライベート充実の工夫も意識したい．

（山中誠一郎）

LECTURE 3-4 介護施設での リハビリテーション安全管理

POINT

介護施設では生活活動・社会参加へのアプローチが主体となるため，安全管理はそれぞれの生活場面に沿った視点が重要となる．

1 介護施設におけるリハビリテーションの安全管理

医療施設でのリハの現場では，患者個々の疾病・障害に対して適切な評価を行ったうえで，個々の目標を達成するために効果的なリハ介入計画を立案し実行する．そのなかで患者の身体的安全管理，設備・機器の安全管理，リハの施行手順などに配慮しながら，疾病の軽度化，心身機能の回復，さらには生活能力の回復を目指したアプローチが実践される．

介護施設でも当然，前述した医療現場における安全管理と同様に，個々の対象者の情報を把握し，リハ介入中の身体状況の把握，環境の把握，リハ施行手順の管理などを行わなければならない．

医療におけるリハでは，医師の指示のもと心身機能へのアプローチや参加を見据えた生活活動を想定した適合練習を行うことが主体となる一方，対象者の生活の場である介護施設では実際の**生活活動・社会参加**へのアプローチが主体となってくる．

2 安全管理の実際

対象者の状況把握は施設のワーカー，相談員，看護師との連携で行い，目標設定はケアマネジャーのケアプランに沿って展開される．対象者へのアプローチは実際の生活場面で，対象者個人における生きがいの発掘と社会参加の可能性を拡大することを目標に，個々を取り巻く環境のなかでどの職種がどういった介入をするかを計画することが主となる．そのなかで安全管理は，生活場面での**骨折**，**肺炎**，**感染症**，**認知機能の低下の予防**に主眼が置かれ，その原因となる**転倒**，**誤嚥**，**褥瘡**，**不穏状態**などの管理が重要となる．そのため，生活環境の整備，介入手技の教育と標準化，対象者への対応と共有が安全管理の具体的な方法となる．

3 安全な環境設定と生活援助方法のアドバイス

介護施設における安全な生活を確保するために，対象者の個別性に合わせた環境設定と本人・家族，そして介護スタッフへ生活援助のための具体的な**アドバイス**を行う．対象者個々に対するアセスメントをもとに，以下に挙げたアドバイスを行い，生活におけるリハと安全管理を表裏一体で考えることが重要となる（**図**）．

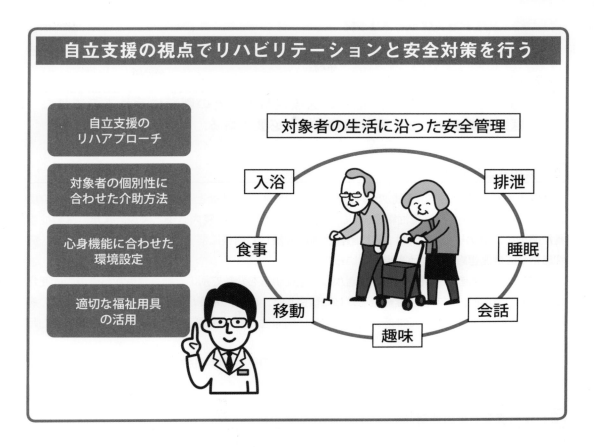

〈安全な環境設定・生活援助方法のアドバイス〉
・生活環境でのベッドの位置
・家具の置き方
・移動の動線の配慮
・ベッドや車椅子または生活椅子でのポジショニングの提案
・食事やトイレ
・入浴などの生活動作のなかでの声のかけ方
・立ち上がりの誘導・介助方法や歩行動作のアプローチ
・心身機能の把握と時間的配慮や不穏時の対応
・適切な福祉用具の活用

④ リハビリテーション専門職の役割

　生活援助が主体となる介護施設の安全管理には，対象者の生活動作の維持・向上と，リハ専門職による自立支援の視点が重要となる．介護スタッフへ自立支援の視点を説き，いわゆるお世話ではなく「自分でできることは自分でやる」援助によって生活動作や体力が保たれ，広い意味で安全管理に寄与することができる．　　　　　　　　　　　　　　　　　　　　　（山中誠一郎）

LECTURE 4-1 院内感染対策

POINT

院内感染対策については，個々の医療従事者ごとの判断に委ねるのではなく，医療機関全体として取り組むことが必要である．

1 院内感染とは何か[1]

　外科手術を目的として入院した患者が，入院中に入院の契機となった疾患とは異なる感染症（例：インフルエンザ，感染性胃腸炎）に罹患した場合，これを**院内感染**とよぶ．また，医療従事者が感染症に罹患した場合（例：結核患者と濃厚接触して結核に罹患）も院内感染に含まれる．**病院感染**や**医療関連感染**という表現も用いられる．

　院内感染は，患者から別の患者，患者から医療従事者を介して別の患者，患者から環境表面を介して別の患者など，さまざまな経路を介して伝播する．また，免疫が低下した患者では，通常の病原微生物のみならず，通常では感染を起こさない病原性の弱い病原微生物によっても院内感染を起こすことがある．

　院内感染を防止するには，一人ひとりの医療従事者の努力だけではなく，**医療機関全体**として組織的に対策を立てることが重要である．

2 院内感染対策の体制[1]

　病院長を中心に組織される「**院内感染対策委員会**」は，院内感染対策の司令塔ともいうべき組織で，診療部門，看護部門，薬剤部門，臨床検査部門，洗浄・滅菌消毒部門，給食部門，事務部門などの各部門を代表する職員により構成される．院内感染に関するさまざまな事項を検討するとともに，感染対策の組織的な対応方針を指示する（**図**）．

　院内感染に関する情報が院内感染対策委員会に報告され，院内感染対策委員会から状況に応じた対応策が現場に迅速に還元される体制を整備することが必要である．

　さらに，院内全体で活用できるような**院内感染対策マニュアル**を整備することが重要である．標準予防策や感染経路別予防策などの総論的な内容のほかに，院内の各部署の対策を盛り込む必要がある．

　細菌検査部門から発信される**薬剤耐性菌**の情報は，院内感染対策の要となる．薬剤耐性菌に関する重要な情報を院内に伝達するシステムを確立する必要がある．

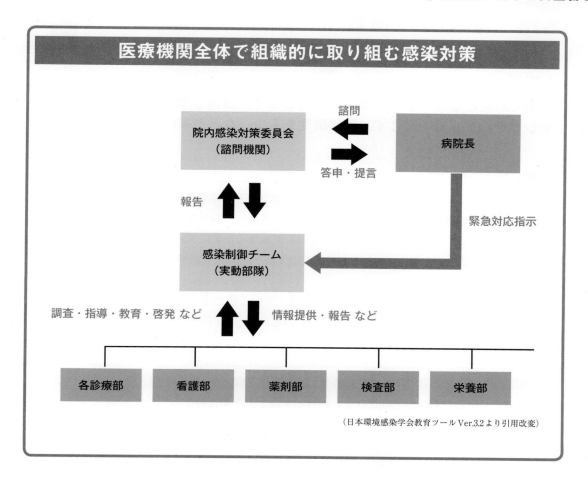

（日本環境感染学会教育ツールVer.3.2より引用改変）

3 感染制御チーム（Infection Control Team：ICT）[1]

規模の大きい医療機関では，医師，看護師，薬剤師および臨床検査技師の4職種からなる**感染制御チーム**を設置し，定期的に病棟ラウンドを行う必要がある．

病棟ラウンドでは，（特に薬剤耐性菌による）感染症患者の把握とその感染対策の確認，職員の手指衛生の遵守状況の確認などを行う．

4 抗菌薬適正使用支援チーム（Antimicrobial Stewardship Team：AST）[2]

2 で述べた薬剤耐性菌については，世界的に増加している一方で，新規抗菌薬の開発が滞っている．そこで，個々の患者に対する抗菌薬療法を適切に行うとともに，抗菌薬の過剰使用に陥らないように監視・指導することが重要である．これを行うのが抗菌薬適正使用支援チームである．

（石黒信久）

病原菌の特性

> **POINT**
> 病院で問題となりやすい病原菌の特徴として，伝播しやすい，院内環境に生息して日和見感染を起こす，薬剤耐性をもつ，などが挙げられる．

1 細 菌

　環境常在菌である**コアグラーゼ陰性ブドウ球菌**，**セラチア**，**緑膿菌**などは健常者であれば無症候性に推移するが，易感染患者の場合は日和見感染症の発症につながる危険がある．

　クロストリジウム・ディフィシル（CD）は芽胞を形成するためにアルコール消毒薬に抵抗性を示す．CD胃腸炎が発生した場合には，伝播防止のために，石けんと流水による手洗いを行うことが重要である．

　院内で**肺結核**あるいは**喉頭結核**が発生した場合，その伝播力は強く，空気感染対策が必要となる．濃厚接触者に対しては，接触者検診が必要となる．

2 薬剤耐性菌

　薬剤耐性菌では，菌自体の感染力や病原性は感受性菌（抗菌薬の効く細菌）と変わらないが，いったん感染症を発症した際は難治性となり，患者の予後を大きく左右することがある．さらに，アウトブレイク（感染症の急増）が発生すると，これを終息させるのが容易ではない場合がある．

　メチシリン耐性黄色ブドウ球菌（MRSA）に対する種々の有効な抗菌薬が開発されたため，医療現場に「慣れ」が生じている可能性も否めないが，全耐性菌のうち9割をMRSAが占めている現状がある．日本全体の集計では，黄色ブドウ球菌に占めるMRSAの割合は年々減少しているものの，2017年の時点で47.7%であり，薬剤耐性（AMR）対策アクションプランが目標値として掲げる20%にはほど遠い[3]．

　腸内細菌科細菌の**基質拡張型βラクタマーゼ（ESBL）**産生菌検出率は右肩上がりに上昇している．2017年のJANIS検査部門のデータからは日本で分離される大腸菌の約17%がESBL産生菌と推定される．

　多剤耐性緑膿菌（MDRP）や**多剤耐性アシネトバクター（MDRA）**などによる院内アウトブレイクの報道も散見される．南アジア地域で誕生したと推定されるNDM-1産生菌も日本国内で分離されるようになった．

　カルバペネム耐性腸内細菌科細菌（CRE）の分離率は低いが，今後とも監視が必要である．

3 ウイルス

　麻疹ウイルス，**風疹ウイルス**，**水痘・帯状疱疹ウイルス**，**ムンプスウイルス**の感染症については，いずれもワクチン接種で十分な抗体価を獲得していれば，感染防止可能である[4]．

　ノロウイルスの感染力は非常に強く，病院や高齢者施設におけるアウトブレイクが数多く報告されている．感染者の嘔吐物や便のみならず，ウイルスで汚染された環境表面を介した伝播防止対策

院内感染を起こしやすい代表的な病原体

● 細菌：コアグラーゼ陰性ブドウ球菌，セラチア，緑膿菌，アシネトバクター属菌，シト
 ロバクター属菌，エンテロバクター属菌，クロストリジウム・ディフィシル，結
 核
● 薬剤耐性菌：メチシリン耐性黄色ブドウ球菌（MRSA），メチシリン耐性表皮ブドウ球
 菌（MRSE），基質拡張型βラクタマーゼ（ESBL）産生菌，多剤耐性緑膿
 菌（MDRP），多剤耐性アシネトバクター（MDRA），メタロβラクタマー
 ゼ（MBL）産生菌，カルバペネム耐性腸内細菌科細菌（CRE）
● ウイルス：麻疹ウイルス，風疹ウイルス，水痘・帯状疱疹ウイルス，ムンプスウイル
 ス，ノロウイルス，サイトメガロウイルス，インフルエンザウイルス
● 真菌：カンジダ属，アスペルギルス属
● その他：疥癬

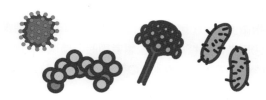

が必要となる.

インフルエンザの感染防止対策の基本はワクチン接種であり，すべての医療従事者はインフルエンザシーズン前にワクチン接種を済ませておくことが理想的である．シーズン中には飛沫感染対策としてのマスク着用や濃厚接触患者に対する抗インフルエンザ薬の予防投与などのルールを定めておくことが重要である.

(石黒信久)

コラム　新型コロナウイルスの感染対策

　新型コロナウイルス（COVID-19）の感染対策は，①自分が新型コロナウイルスに感染しない，②職場や学校にもち込まない，③周囲に伝播させないの3つに分けて考える.

　①屋内で人がたくさん集まる場所，換気の悪い密閉空間，満員電車，ライブやイベント会場，ゲームセンター，喫煙室などを避ける.

　②朝，体温が37.5℃以上，呼吸器症状（咳，鼻汁など），味覚嗅覚障害などがあれば，勤務先あるいは学校に連絡したうえで，職場あるいは学校を休む.

　③お互いにマスクを着用する. 2m以内の距離で15分以上の会話を避ける.

　上記を厳密に守れば，新型コロナウイルス感染症のクラスター化を防ぐことができる.

LECTURE 4-3　感染経路別の予防策

PT・OT・ST
国試出題

POINT
感染予防対策を行うためには，病原体の感染経路（接触感染，飛沫感染，空気感染）を知り，その経路を遮断することが重要である．

1 標準予防策

　標準予防策は，感染症の有無にかかわらずすべての患者のケアに際して普遍的に適用する予防策であり，患者の血液，体液，汗を除く分泌物，排泄物，あるいは傷のある皮膚や粘膜を感染の可能性のある物質とみなし対応することで，患者と医療従事者双方における病院感染の危険性を減少させることを目的としている．

　手指衛生は，①患者に触れる前，②清潔・無菌操作の前，③体液に曝露された可能性のある場合，④患者に触れた後，⑤患者周囲の環境や物品に触れた後の5つのタイミング（**図①**）で行う（WHO, 2009）．石けんと流水での手洗いと，アルコール性消毒剤を使用した手指消毒を行う．

2 感染経路別の予防策（図②）

①接触予防策

　接触予防策では，直接あるいは間接的に接触感染する病原体の感染経路を遮断することが目的である．MRSAなどの多剤耐性菌，クロストリジウム・ディフィシル，ノロウイルス，ロタウイルスなどの多くの病原体に感染あるいは保菌している患者が対象となる．患者は**個室**に入るのが原則であるが，できない場合は同一感染症で**集団隔離（コホーティング）**を行う．部屋に入るときに**手袋**を着用し，便・創部排膿（汚物）などへの接触時に交換する．患者・環境表面・物品と接触が予想される場合は，部屋に入るときに**手袋**と**ガウン**を着用する．患者に使用する体温計や聴診器などの医療器具は**専用**とする．

②飛沫予防策

　飛沫感染する感染症（多くの呼吸器感染症がこれに含まれる）に罹患している患者が対象となる．患者は**個室**に入るのが原則であるが，できない場合は同一感染症で**集団隔離**を行う．特別な空調や換気は必要なく，ドアは開けたままでよい．飛沫は**直径5μm以上**と大きいため拡散範囲は**1m以内**で，落下速度は30〜80cm/秒である．

③空気予防策

　飛沫核は**直径5μm未満**で，落下速度が0.06〜1.5cm/秒と遅く，長時間空気中を浮遊する．飛沫核として感染する病原体には麻疹ウイルス，水痘ウイルス，結核菌などがある．これらの感染者は**陰圧個室**に入れ，1時間に6〜12回の**換気**を行い，排気に際し高性能フィルターの設置が必要である．医療者が入室する際は**N95マスク**を着用する．N95マスク着用時は，マスクと顔が密着しているか確認するためにシールチェックを行う．患者の移送は必要な場合のみに制限し，患者に**サージカルマスク**を着用させる（患者には N95 マスクを着用させない）．

（石黒信久）

感染経路別の予防策

①手指衛生

石けんと流水

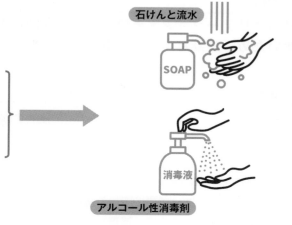

SOAP

● 患者に触れる前
● 清潔・無菌操作の前
● 体液に曝露された可能性のある場合
● 患者に触れた後
● 患者周囲の環境や物品に触れた後

消毒液

アルコール性消毒剤

②感染経路別の予防策

標準予防策以上の予防策が必要となる病原体に感染している患者，あるいはその感染の疑いのある患者が対象で，主に3種類ある
● 接触予防策
● 飛沫予防策
● 空気予防策

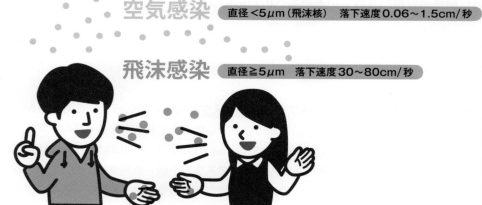

空気感染　　直径＜5μm（飛沫核）　落下速度0.06〜1.5cm/秒

飛沫感染　　直径≧5μm　落下速度30〜80cm/秒

接触感染

※感染経路別の予防策は，標準予防策に加えて実施する

（日本環境感染学会教育ツール Ver.3.2 より引用改変）

LECTURE 4-4 リハビリテーション実施時の衛生・予防対策

POINT

リハビリテーション実施時にはリハ専門職と患者が直接的に接触することが多いため，感染対策は特に重要である．

1 標準予防策の遵守

リハ実施時にはリハ専門職と患者が直接的に接触することが多く，セラピストを介する感染伝播に注意が必要である．そのため，すべての患者に普遍的に適用される**標準予防策**の遵守が重要となる．

リハ専門職は担当する患者が変わるごとに**手洗い**や**擦式手指消毒剤**の使用によって感染の予防に努める．リハの際には，必要に応じて**防護具**（サージカルマスク，グローブ，ガウンなど）を着用し，**リハ用機器・器具の清掃・消毒**を定期的に行い，**高頻度手指接触面の消毒**を毎日行う（なお，部屋の温度・湿度については規定されていない）．

防護具の着脱順序も重要である．初めに手袋を着用すると，環境表面への接触，マスク着用時の顔面への接触で手袋が汚染されてしまうため，防護具を着用する際には手袋を最後に着用する．防護具を脱ぐ際も（最も汚染されている）手袋を最初に脱ぐ（**図**）．

無菌室に入室中の患者や熱傷患者に代表される易感染性患者に対しては，最も厳重な感染対策〔ガウンテクニック（滅菌ガウンの正しい着用方法）を含む〕が要求される．

2 耐性菌が検出されている患者への対応について

該当患者が感染対策のために**個室隔離**されている場合には，原則としてベッドサイドで訓練を行う．耐性菌が検出されている患者で，（ベッドサイドではなく）訓練室での訓練を希望する場合には，耐性菌の拡散リスクを最小限に留めるために，搬送時および訓練時のルールをあらかじめ定めておく必要がある．

患者に咳や喀痰が多い場合には**サージカルマスク**を着用してもらう．皮膚からMRSAなどの耐性菌が検出されている場合には，該当部分を被覆したうえで**病衣を交換**するなどの対処が必要である．患者が直接触れた物品（リハに使用した器具など）はアルコールなどで**清拭消毒**する．

患者と濃厚に接触するリハ専門職は**ガウン**，**マスク**，**手袋**を着用する．セラピストの目，鼻，口に血液や体液などが飛散する可能性のある処置やケアを行う場合，粘膜を保護するために，**サージカルマスク**や**ゴーグル**，**フェイスシールド**を着用する[5]．

3 ウイルス感染症に罹患した患者への対応

帯状疱疹は基本的に接触感染で伝播すると考えられている．したがって，患部をしっかりと被覆すれば，帯状疱疹患者への訓練は可能である．その場合，リハ専門職は**手指衛生**を遵守する必要がある．

麻疹，風疹，水痘，播種性帯状疱疹，ムンプス，インフルエンザ，ノロウイルスなどによる感染

防護具の着脱順序

①着ける順序

1	2	3	4
エプロン／ガウン	マスク	ゴーグル／フェイスシールド	手袋
折りたたんである内側が最もきれいな部分．内側が表になるように着用する．	顔および顎下にフィットさせる．	必要時に着用する．	処置直前に着用する（最初に着用する環境表面への接触，マスク着用時の顔面への接触で手袋が汚染されてしまうのを防ぐため）．

②はずす順序

1	2	3	4
手袋	ゴーグル／フェイスシールド	エプロン／ガウン	マスク
手袋が最も汚染されている．	外側は汚染されている．取りはずし時，清潔な耳掛け部分（つる）またはヘッドハンドを持ってはずす．	エプロン／ガウンの前面およびガウンの袖は汚染されている．汚染部分を中にし，丸めて包み込む．	マスク前面は汚染されている．マスク紐あるいはゴムを持ってはずす．

（石黒信久・他：北海道大学病院感染対策マニュアル　第6版．標準予防策．2016）

性胃腸炎に罹患した患者の場合の訓練は**原則として中止**する．主治医により訓練が不可欠と判断された場合には，その施設の感染対策部門と相談する必要がある．

　なお，特定の菌が検出されていない患者であっても，咳き込んでいる場合は患者にサージカルマスクを着けるよう促す．

（石黒信久）

LECTURE
5-1

転倒とは

POINT

転倒は「不注意によって，人が同一平面ないし低い平面に倒れること」など
と定義される．転倒は二足歩行する人間に起こりやすく，特に高齢者では外
力に対する防衛力不足のため重大な損傷を招く危険性が高い．

1 「転倒」の定義

転倒は，「他人による外力，意識消失，脳卒中などにより突然発症した麻痺によることなく，不
注意によって，人が同一平面ないし低い平面に倒れること」[1]ないし「自分の意思ではなく，地面ま
たはより低い場所に，膝や手が接触すること」[2]と定義されている．

2 高齢者での影響

転倒は，抗重力的な姿勢をとって生活していくうえで避けられない事象だが，特に人間は二足歩
行をする動物であり，その重心点が高い位置にある割にはバランスを保つ支持基底面が狭いため転
倒する頻度が高くなる．高齢者では，加齢に伴って**反応時間が遅くなり**[3]，**筋力も低下**していく[4]
ことから，その傾向はさらに大きくなる．

3 不慮の事故による死亡の原因のなかでの転倒の位置づけ

若年者の場合，転倒は重大な事故には至らないが，高齢者では転倒して受ける外力に対する防衛
機転が十分に働かず，**骨折**や**頭蓋内の出血**など重大な損傷を招く危険性が高い．消費者庁の「人口
動態調査」調査票情報および「救急搬送データ」分析[5]では，65歳以上の高齢者では交通事故より
「転倒・転落」による死亡者数が多く，交通事故による死亡者数は減少傾向にあるものの，「転倒・
転落」による死亡者数は年々増加する傾向がある（**図**）．

（近藤和泉）

コラム Light touch effectについて

もともと四つ足歩行していたサルが，人間になって二足歩行するようになったため，中枢では非常
に高度なバランス制御機構が発達した．ただし，この制御機構は加齢，廃用および中枢神経系の障害
で容易に破綻する．しかしそのような状況でも，四つ足に近い状態，あるいは片手でもつかまれるよ
うな状態に戻すと，急にバランスがよくなる現象が認められる．日常臨床でも，つかまらないとふら
つきが大きい患者に平行棒内で歩いてもらうと急にふらつきが消失することがよく観察される．立位
で筋電図および重心動揺を計測し，片手で壁などを触れると重心動揺が少なくなり，下肢の筋活動も
1/3に減少することが示されており[6]，この現象はlight touch effectとよばれている．

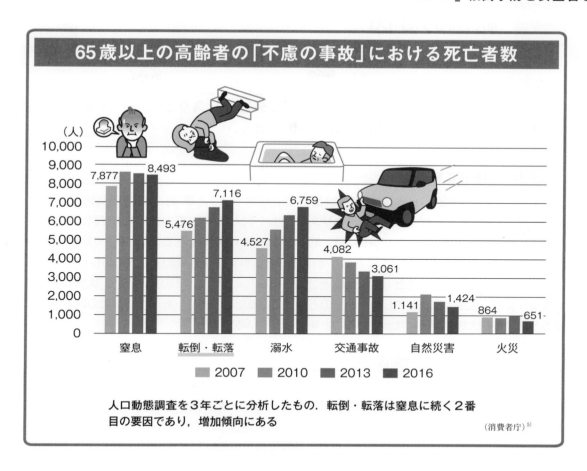

65歳以上の高齢者の「不慮の事故」における死亡者数

（人）

窒息	転倒・転落	溺水	交通事故	自然災害	火災

- 窒息: 7,877 ～ 8,493
- 転倒・転落: 5,476 ～ 7,116
- 溺水: 4,527 ～ 6,759
- 交通事故: 4,082 ～ 3,061
- 自然災害: 1,141 ～ 1,424
- 火災: 864 ～ 651

■ 2007　■ 2010　■ 2013　■ 2016

人口動態調査を3年ごとに分析したもの．転倒・転落は窒息に続く2番目の要因であり，増加傾向にある

（消費者庁）[5]

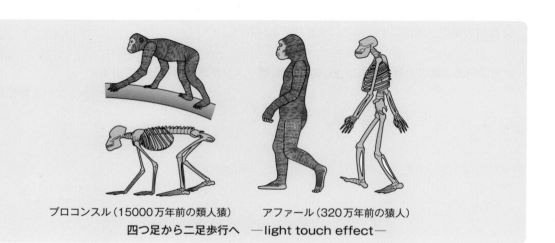

プロコンスル（15000万年前の類人猿）　　アファール（320万年前の猿人）

四つ足から二足歩行へ　―light touch effect―

LECTURE
5 - 2

転倒の要因

POINT

転倒を引き起こす要因は，内因性リスクと外因性リスクと過去の転倒歴に分けられる．最も大きな要因は過去の転倒である．

1 転倒を引き起こす要因

転倒を引き起こす要因は，本人の特性に起因する内因性リスクと環境に起因する外因性リスク，さらに過去の転倒歴に分けられる．**内因性リスク**にはバランス障害，筋力低下および視力障害などがある．**外因性リスク**には，滑りやすい靴，暗すぎるあるいは明るすぎる照明，荷物の運搬などの状況が含まれ，リスク要因が多くなればなるほど転倒しやすくなる（**図①**）．多くのレビューで最も強い予測因子は**過去の転倒歴**（past fall）とされている[7]．これは，その人の能力，状況および周辺環境が非常に転倒を引き起こしやすいものとなっているためであり，転倒自体が次の転倒を予測するうえで最も大きな要因になっていることを意味している．

2 地域在住高齢者の転倒要因

これらの要因を抽出し，それを取り除くことによって転倒を予防することが期待される．地域在住の高齢者が日常生活で転倒を起こす要因（**図②**）としては，**背景要因**（認知機能，合併する慢性疾患，低BMIなど）[8]と**体力・運動能力**（歩行速度低下，起立動作の障害，下肢の筋力低下）を重視する研究[9]が行われていたが，鳥羽らはこれらに**環境要因**を加えた22の要因の分析を行い，最終的に5要因による転倒リスク指標（Fall risk index）に基づく下記の5項目の質問紙を作成した[10]．

1) 最近1年に転んだことがありますか？（5点）
2) 歩く速度が遅くなったと思いますか？（2点）
3) 杖を使っていますか？（2点）
4) 背中が丸くなってきましたか？（2点）
5) 毎日お薬を5種類以上飲んでいますか？（2点）

該当項目の点数の合計が6点以上になると転倒リスクが高くなるとしている．

（近藤和泉）

転倒の要因

①転倒を引き起こす要因

内因性リスクと外因性リスクがあるが, 過去の転倒歴 (past fall) が最も強い予測因子となる

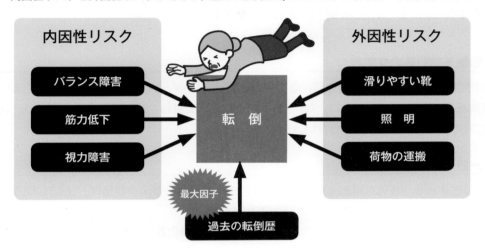

内因性リスク
- バランス障害
- 筋力低下
- 視力障害

転 倒

外因性リスク
- 滑りやすい靴
- 照 明
- 荷物の運搬

最大因子
過去の転倒歴

②地域在住高齢者が転倒を起こす要因

鳥羽らは, 地域在住高齢者の調査と種々の要因の分析を行い, 最終的に5要因による転倒リスク指標 (Fall risk index) を作成した[10]

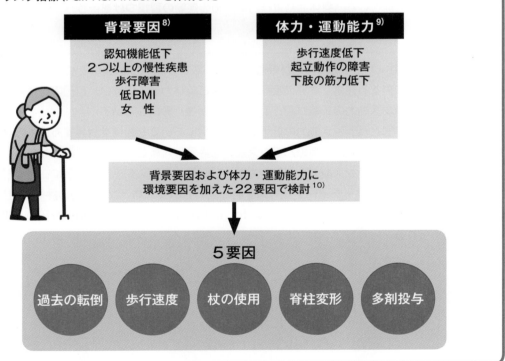

背景要因[8]

認知機能低下
2つ以上の慢性疾患
歩行障害
低BMI
女 性

体力・運動能力[9]

歩行速度低下
起立動作の障害
下肢の筋力低下

背景要因および体力・運動能力に
環境要因を加えた22要因で検討[10]

5要因

過去の転倒　歩行速度　杖の使用　脊柱変形　多剤投与

転倒予防の対策

POINT
転倒予防の対策は，普通の生活で起こる「一般転倒」と，病院という特殊な環境下で起こる「病院転倒」に分けて検討する．

1 転倒予防対策の立て方

転倒予防の対策は普通の生活で起こる「**一般転倒**」と，入院という特殊な状況下で起こるいわゆる「**病院転倒**」に分けて考えられるべきであり，それぞれに対して転倒リスクの見積もりと状況に応じた対応がとられなければならない．

2 一般転倒

地域に在住する一般的な高齢者の転倒，すなわち一般転倒のリスク評価は，LECTURE5-2に記載した．一般転倒の予防対策として，以下が挙げられる．

①バランスを崩したときに対応できる**身体能力（筋力の強化および柔軟性の維持など）の維持・向上**

②過去の転倒は心理的な負担を増大させ，再び転倒することに対する恐怖，すなわち転倒恐怖につながっていく[11]．転倒恐怖があると**体重心の動きを一定範囲内に限定してしまう傾向が生じる．これを打破**する．

③これら2つの前提として，身体活動量維持のための**運動の習慣づけ**を行う．

3 病院転倒

病院転倒の場合は，入院当初の転倒が最も多い[12]．これは慣れない環境と忙しく働いている医療・介護スタッフに対する遠慮，さらに疾病罹患で起こる体力低下に伴い，自己の身体能力に対する認識と実際のバランス能力の乖離（かいり）が起こることなどが強く影響している．

一方，過去の転倒歴とバランス能力の低下は病院転倒においても転倒を誘発する最大の誘因であるので，入院後できるだけ早く患者のバランス能力を評価し対策を立てておく必要がある．

具体的には，患者のバランス能力と移動能力および医療・介護スタッフの指示に従えるどうかを考慮し，**図①**のような**フローチャート**で対策を組み立てていく．バランス能力の評価に関しては，**図②**に示した予測精度の高い Standing test for imbalance and disequilibrium (SIDE)[13] の使用が勧められる．

（近藤和泉）

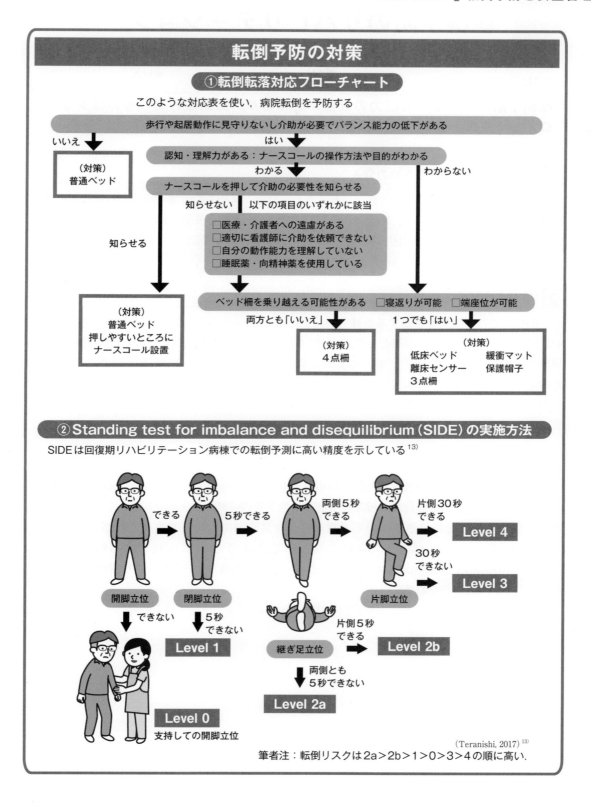

転倒予防の対策

①転倒転落対応フローチャート

このような対応表を使い，病院転倒を予防する

歩行や起居動作に見守りないし介助が必要でバランス能力の低下がある

いいえ → （対策）普通ベッド

はい

認知・理解力がある：ナースコールの操作方法や目的がわかる

わかる

わからない

ナースコールを押して介助の必要性を知らせる

知らせない　以下の項目のいずれかに該当

□医療・介護者への遠慮がある
□適切に看護師に介助を依頼できない
□自分の動作能力を理解していない
□睡眠薬・向精神薬を使用している

知らせる → （対策）普通ベッド 押しやすいところにナースコール設置

ベッド柵を乗り越える可能性がある　□寝返りが可能　□端座位が可能

両方とも「いいえ」 → （対策）4点柵

1つでも「はい」 → （対策）低床ベッド　緩衝マット　離床センサー　保護帽子　3点柵

②Standing test for imbalance and disequilibrium（SIDE）の実施方法

SIDE は回復期リハビリテーション病棟での転倒予測に高い精度を示している[13]

開脚立位　できる → 閉脚立位　5秒できる → 両側5秒できる → 片側30秒できる → **Level 4**

片脚立位　30秒できない → **Level 3**

開脚立位　できない → **Level 0** 支持しての開脚立位

閉脚立位　5秒できない → **Level 1**

継ぎ足立位　片側5秒できる → **Level 2b**

両側とも5秒できない → **Level 2a**

（Teranishi, 2017）[13]

筆者注：転倒リスクは2a＞2b＞1＞0＞3＞4の順に高い.

LECTURE
5-4

転倒予防のリハビリテーション

POINT
転倒予防にはバランス能力の改善が必要だが，実効性の高いものは少ない．ロボットを使ったバランス訓練の効果が実証されている．

1 バランス能力改善のための介入

転倒予防にはバランス能力の改善が必要である．バランス能力の改善を目的とした介入として，柔軟体操，筋力トレーニング，感覚トレーニングないし再教育，知覚訓練，姿勢を意識する訓練，前庭リハ，多職種ないし多要因訓練などの手法がある[14]．転倒予防のリハに取り入れられているが，その実効性が立証されているものは少ない．

2 姿勢を意識する訓練

このなかで特に**姿勢を意識する訓練** (postural awareness training) では，直立姿勢を達成ないし取り戻すことを主要な目的として，足関節ないし股関節戦略を意識した姿勢戦略訓練が多職種訓練のなかで行われ (**図①**)[15]，ある程度の効果が実証されている．姿勢戦略訓練ではバランス能力の低下がみられる患者が転倒しないような環境を作ったうえで課題を実践するが，より難しい環境およびより速い速度に挑戦していくことになるため，難易度の設定と安全性の確保が課題となっている．

3 ロボット訓練の効果

最近，バランス訓練を支援するための**ロボット** (balance exercise assist robot：BEAR) が開発され (**図②a**)，適切な難易度の設定と安全な環境下での姿勢戦略訓練が可能となった．さらに，地域在住のフレイル高齢者において通常のバランス訓練より有益であることが実証されている (**図②b**)[16]．今後はバランス訓練のなかにこのようなロボットを含む情報伝達技術 (information and communication technology：ICT) が取り入れられ，より実効性の高いリハが行われていくと予想される．

(近藤和泉)

転倒予防のための各種バランス訓練

①足関節および股関節戦略を意識した姿勢戦略訓練

姿勢戦略訓練としてShumway-Cookが考案した手法

a. 足関節戦略を意識した姿勢戦略訓練
椅子を置いて安全を確保したうえで前後に身体を傾け，足関節周辺の筋を意識して姿勢を調整する.

b. 股関節戦略を意識した姿勢戦略訓練
発泡性ゴム素材の不安定なクッションの上で股関節周辺の筋を意識してバランスをとる.

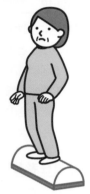

(Shumway-Cook, 1995)[15]

②フレイル高齢者に対するバランス訓練ロボットとその効果

a. バランス訓練ロボット（balance exercise assist robot：BEAR，トヨタ自動車）

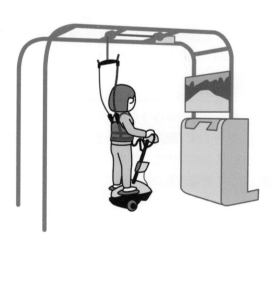

b. 動的バランス能力指標（functional reach test，継ぎ足歩行速度，最大歩行速度）および下肢筋力（股外転，膝伸展，足背屈）の両方において通常訓練より有意な改善がみられた[16].

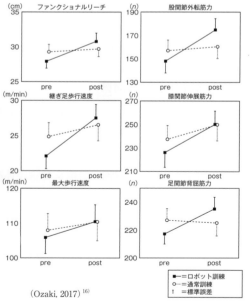

■=ロボット訓練
○=通常訓練
Ⅰ=標準誤差

(Ozaki, 2017)[16]

LECTURE 6-1

関連法規と安全基準

POINT

医療機器承認における安全基準（薬機法）と医療施設における安全管理の規定（医療法）を理解して，適切な部門内安全管理をしよう．

1 医療機器に関わる法規

リハ機器を含む医療機器に関わる法規は，市販される前後で異なる．**市販前は日本産業規格（JIS規格）**を満たしているかとともに，「**医薬品，医療機器等の品質，有効性及び安全性の確保等に関する法律（薬機法）**」[1)]に基づいて安全性能がチェックされ，医療機器としての許認可が行われる．市販後は，**医療法**に基づき，病院・診療所においては医療機器の保守点検・安全使用に関する体制作りが求められる．医療安全の観点から，これらの法規についても理解しておこう．なお，医療機器に不具合が生じた場合には，独立行政法人医薬品医療機器総合機構への報告義務がある．

2 医療機器安全管理責任者とリハビリテーション専門職

医療法において，医療安全を図るために，病院や診療所では「**医療機器安全管理責任者**」の配置が求められている．医療機器安全管理責任者は，医師，歯科医師，薬剤師，看護師，歯科衛生士，臨床検査技師，診療放射線技師または臨床工学技士のいずれかの資格が要件であり（**図①**），理学療法士，作業療法士，言語聴覚士はなることができない．医療機器安全管理責任者は，施設内の医療機器の安全管理全般について管理責任を果たすとともに，院内の体制として「安全管理のための指針の策定」「安全管理のための委員会設置」「安全管理のための職員研修」「事故報告等の医療に係る安全の確保を目的とした改善のための方策策定」などを行う．リハ専門職は，施設内での医療機器安全管理責任者ではなくても，リハ部門における機器の安全管理の立場から，リハ室内で使用される医療機器の安全管理を実施し，事故などを回避する役割を担うことが重要であろう．

3 医療安全に向けた対策

医療機器の安全管理としては，日常の点検はもとより，計画的な**保守点検**を行う必要がある．また，点検だけではなく，医療機器に不具合が発生した場合には，院内の医療安全委員会などに報告し，同様の不具合が再発しないように努める．さらに，医療機関内では診療報酬の入院基本料の算定のために**院内感染防止対策**，**医療安全管理体制**，さらに**褥瘡対策**を講じることが，医療安全の観点から求められている．

4 薬機法による医療機器とクラス分類

医療機器は薬機法において，「一般医療機器」「管理医療機器」「高度管理医療機器」の3種類に分類されている．また，国際医療機器名称に対応させ，人体へのリスクの程度によってクラス分類（クラスⅠ～Ⅳ）がなされている（**図②**）．リハ領域で用いられている医療機器の多くは，クラスⅠもしくはクラスⅡに該当する．クラスⅠは一般医療機器で，不具合が生じた場合でも人体へのリスクが極

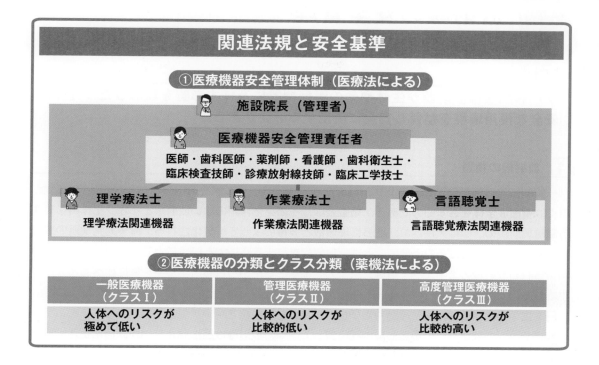

関連法規と安全基準

①医療機器安全管理体制（医療法による）

施設院長（管理者）

医療機器安全管理責任者

医師・歯科医師・薬剤師・看護師・歯科衛生士・
臨床検査技師・診療放射線技師・臨床工学技士

理学療法士	作業療法士	言語聴覚士
理学療法関連機器	作業療法関連機器	言語聴覚療法関連機器

②医療機器の分類とクラス分類（薬機法による）

一般医療機器 （クラスⅠ）	管理医療機器 （クラスⅡ）	高度管理医療機器 （クラスⅢ）
人体へのリスクが 極めて低い	人体へのリスクが 比較的低い	人体へのリスクが 比較的高い

めて低いと考えられるものであり，基礎絶縁（感電しないように保護すること）と保護接地（アース：漏電をした場合に感電しないように電気を他に流すための設備）が必要である．そのため，医用３Ｐプラグ（接地極付きプラグ）電源が用いられている．３Ｐプラグを２Ｐプラグに変更して使用する場合には，アースを忘れずにとるようにしなければならない．クラスⅡは管理医療機器であり，不具合が生じた場合でも人体へのリスクが比較的低いと考えられるものが該当する．クラスⅡの医療機器では，基礎絶縁が破壊されても感電しないように二重に絶縁を行うことが必要とされる．高度管理医療機器は，リハ領域で用いられることはないが，不具合が生じた場合に人体へのリスクが比較的高いクラスⅢ（透析機器や人工呼吸器など）や生命の危機に直結するおそれがあるクラスⅣ（ペースメーカーなど）の医療機器もある．

　また，医療機器の一部に医用電気機器がある．医用電気機器の形別分類（装着部の分類）として，B形，BF形，CF形の３種類がある．B形は体表のみに機器を装着するもので，外部からの電流流入の保護がなく，単独で使用される機器である．また，BF形は体表のみに機器を装着し，他の機器からの電流が入り込まないように浮いているものであり，患者が感電しない装着部を有している．B形，BF形ともに許容される漏れ電流は0.1mAとされる．一方，CF形は心臓に直接適用するものであり，漏れ電流も0.01mAと極めて小さなものとなっている．漏れ電流が許容量を超えると感電のリスクがあるため，注意が必要である．リハ領域の機器として，B形には超音波治療器，BF形では低周波治療器などが該当する．

　さらに，医療機器などは，使用を続けるとしだいに性能の低下（経年劣化）がみられる．そのため，それぞれの機器には耐用年数が定められており，耐用年数を超えての使用は慎む必要がある．

（日髙正巳）

LECTURE
6-2

放射線の安全管理

POINT
リハ専門職は放射線が生体や他の医療機器に及ぼす影響を理解したうえで，安全な使用環境を整備し安全に使用する必要がある．

1 放射線の種類

　一般的に放射線といえばレントゲン写真などで用いられるX線を思い浮かべるかもしれないが，広くは**電磁波全体をさす**ものである．電磁波は，イオン化作用のない放射線とイオン化作用を有する電離放射線の2つに大別され，さらに周波数と波長によって細分化される．原子力発電所の放射能事故などで取り上げられる放射能とは，放射線を放出する能力ということであるが，医療場面で用いられる放射線のエネルギー量は，原子力発電などで用いられるエネルギー量に比べると非常に小さなものである．

　日常生活のなかでは，携帯電話や電子レンジなども放射線を用いた生活用具であり，また，テレビ放送やラジオ放送などの電波も放射線に属している．放射線は目に見えないが，日常生活において広く用いられているものであり，空間を飛び交っている．

　リハ医療の領域においては，**超短波療法**や**極超短波療法**，**赤外線療法**や**紫外線療法**，**レーザー光線療法**などの放射線を使用している．また，電離放射線の1つである X 線を使用した**嚥下造影（video fluoroscopy：VF）検査**や**関節造影検査**などの検査結果を活用することも多い．

2 電磁波による影響

　電磁波による影響は，電磁波妨害（electro magnetic interference：EMI）と電磁波妨害感受（electro magnetic susceptibility：EMS）の2つがある．EMIはemission，EMSはimmunity（電磁波耐性）ということもある．

　電磁波妨害は，機器が発する電磁波が他の機器に妨害を与えることである．たとえば電車の車内放送で「携帯電話が医療機器に悪影響を及ぼす可能性があるため，優先座席付近では電源を切ってください」とアナウンスされるのは，携帯電話が発する電磁波が医療機器に悪影響を及ぼすこと（電磁波妨害）を避ける目的がある．リハ機器によって，他の医療機器に悪影響を及ぼすことがないように，不要な電磁波がリハ機器から外部に出ないようにする必要がある．

　一方，**電磁波妨害感受**は，別名，電磁波耐性と称されるように，他の機器が発する電磁波によって影響を受けない耐性のことである．目に見えない電磁波が飛び交っている環境のなかで社会生活を営むためには，電磁波を発する側に対して，電磁波妨害を与えないように求めるだけでなく，医療機器側での自己防衛も必要ということである．すなわち，医療機器の外側から電磁波が到来したとしても医療機器が誤作動しないようにする機能（外部から内部に入り込まないようにする機能）を有する必要がある．

　EMIとEMSの両方の側面を含んだEMC（electro magnetic compatibility：電磁両立性）規格を満たした医療機器には「EMC適合」の表示がされることになっている（**図**）．一つひとつの医療機

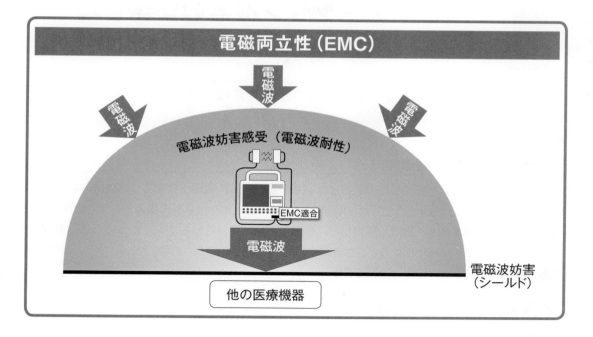

器がEMC規格を満たすようになり，医療機器の安全性が向上してきている．そのため，医療機関内での携帯電話の取り扱いにも変化がみられる．高度な医療機器を要する集中治療室などでは携帯電話の使用が禁止されているが，病室などでは話し声などのマナーに配慮すれば使用が認められるようになってきた．新たな医療機器を導入するときには，設置場所などを含めて，室内の電磁波の影響状態を確認することが必要である．

3 ┃ 安全な使用環境

　リハ医療の現場においては，物理療法のひとつとして極超短波療法を使用する．極超短波は電子レンジと同じ2,450 MHzの電磁波をアンテナから発信し，生体内で熱を産生するものであり，人体に対して直接的に電磁波を浴びせる治療である．

　そのため，極超短波の禁忌に**心臓ペースメーカー使用者**が挙げられている．心臓ペースメーカー使用者に極超短波を直接的に用いないだけでなく，心臓ペースメーカー使用者が治療を受けるときに極超短波療法による影響を受けることがないように，移動経路などの環境整備が必要である．

4 ┃ 治療者自身の安全

　安全な治療環境という面から患者の安全に視点が行きがちであるが，治療者自身の安全も無視できない．極超短波療法の使用には「治療を受けない人が半径1.5m以内にいてはならない」とされる．理学療法士は，極超短波療法の機器操作のために機器に近づくことになるが，操作後には**機器から離れる**必要がある．また，当然ながら，治療者自身が心臓ペースメーカーを装着している場合には，操作を他のスタッフに依頼する．

　また，言語聴覚士は，嚥下機能の評価のためVF検査に立ち会うことも増えている．検査中はX線が照射されていることから，**防護服**を着用して食物形態や姿勢の確認などを行う．　　　（日髙正巳）

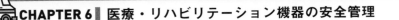

LECTURE 6-3 リハビリテーション機器の安全管理

POINT
安全に治療を行うために，リハ機器の始業時点検，定期点検の励行（衛生管理を含む）が不可欠である．

1 物理的な安全性の確認（図①）

リハ機器には，電源を有するものと有さないものとがある．電源を有するリハ機器の場合には，**電源**が入り，正常に作動するかどうかの確認が必要である．また，**ネジの緩み**の有無や物理的な**破損**についても確認する．さらに，患者がリハ機器を不意に持ったりもたれかかったりした場合に，機器が転倒したり移動したりすると，患者は支えを失うことになる．そのため，一つひとつの**リハ機器が安定しているか**の確認も大切である．

2 安全制御機構の反応性（図①）

電源を有するリハ機器については，安全面の制御機構をもつものがある．これらの場合には，その**安全制御機構**が働くかどうかの確認が重要である．たとえば，運動負荷を加えることを目的としたトレッドミルやエルゴメーターなどでは，負荷量が一定であったとしても患者自身がその運動負荷についていけなくなることもある．その場合，転倒・転落しないように緊急停止する機構が働かなければならない．また，運動負荷機器には，イヤーセンサーなどで脈拍をモニタリングする機能がついているので，正常に反応することを確認しておく．さらに，とっさに大声を出すと停止するように，患者の状態に反応して制御できる機能も重要である．

3 リハビリテーション機器を介した感染の防止（図①）

リハ室にあるリハ機器を介して，感染が拡大する危険も考慮しておかなければならない．基本的な**感染対策**としては，リハ室内を清潔にしておくことであり，日々の清掃が重要である．

①プラットフォームマットや治療用ベッドを介した感染の防止

疥癬などの感染性疾患の場合には，同じプラットフォームマットの上で臥床して治療を受けることで，皮膚感染症を引き起こしかねない．治療機器を介した感染を拡大させないためには，一人の治療が終わるたびに，アルコール消毒などを実施する必要がある．また，感染性疾患を有していなかったとしても，痂皮などが剥落する患者の治療後には衛生面を考慮し，アルコール性消毒剤で湿らせたディスポーザブルペーパーでマットを拭くなどの対応をする．さらに，治療中の飛沫などを避けるためには，感染性疾患を有する患者の治療をどの時間帯にするかということも重要であり，可能であれば，1日の後半に設定するなどの対応をとる．

排泄コントロールに問題を抱えている脳卒中片麻痺者などでは，オムツをしている場合もあるが，排泄コントロールができずに失禁し，マットレスや治療用ベッドを汚染してしまう場合もある．その際には，適切に汚物処理をするとともに，次亜塩素酸ナトリウムなどの消毒剤を用いて拭く必要がある．

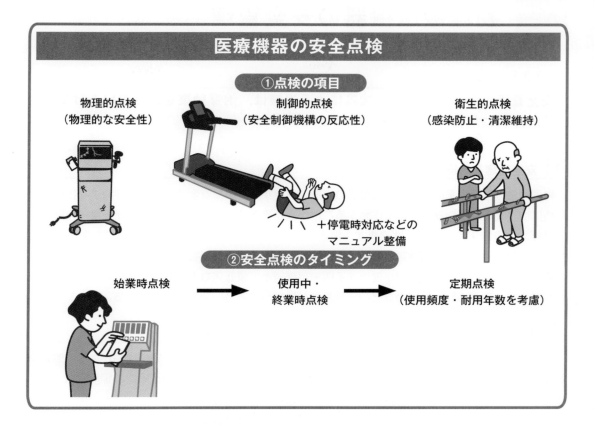

医療機器の安全点検

①点検の項目

物理的点検
（物理的な安全性）

制御的点検
（安全制御機構の反応性）

衛生的点検
（感染防止・清潔維持）

＋停電時対応などの
マニュアル整備

②安全点検のタイミング

始業時点検　→　使用中・終業時点検　→　定期点検
（使用頻度・耐用年数を考慮）

②平行棒に付着した汗や唾液を介した感染の防止

　汗や唾液など，人の身体からの分泌物が付着した場所を介して感染が拡大することも起こりうる．汗や唾液などが付着した手で平行棒を握ると平行棒に付着し，そのままにしておくことで不潔になりやすいとともに，他の患者への感染拡大のリスクも高くなる．そこで，患者が使い終わるたびに，患者が触った場所を次亜塩素酸ナトリウムやアルコール性消毒剤などで拭き，清潔に保つことが大切である．

③ウイルスによる感染の防止

　ウイルスによる感染には，空気感染，飛沫感染，接触感染，経口感染などがある．医療機器や床に付着後の感染力の持続時間には差があるが，ウイルス感染の流行時期には，アルコール性消毒剤などを用いて医療機器を拭き，つねに衛生的に保つとともに，適宜換気などを行い，感染防止に努めることも安心した治療環境の提供において重要なことである．

4 ┃ リハビリテーション機器の点検（図②）

　まず，始業時に**リハ機器の清掃**を行い衛生管理に努めるとともに，破損がないことを確認する（始業時点検）．そして，使用中や終業時にも，適宜，破損点検と清潔保持に努める．

　さらに，自動車が定期的に車検を受ける必要性があるように，リハ機器においても使用期間や使用頻度を考慮して，**メーカーによる定期点検**を受けることが大切である．

（日髙正巳）

物理療法機器の安全管理

POINT
安全管理を怠った物理療法機器による治療は，治療効果を出せないだけでなく，患者に危害を及ぼすおそれがある．

1 安全管理と治療性能

物理療法の治療効果は，物理療法機器の性能に依存するため，安全で有益な物理療法を提供するためには，物理療法機器が正常に作動することが重要である．もし物理療法機器が正常に作動しなければ，治療効果を出すことはできず，場合によっては患者に危害を及ぼすおそれもある．したがって，物理療法機器の点検などを行うことは安全管理・治療性能担保の基本となる．

物理療法機器には，医療機関が使用する医療用機器と，量販店などでも販売されている家庭用機器があるが，両者の間では出力などの安全基準が異なっており，治療性能も異なる．

2 物理療法機器に対する安全管理

物理療法機器の多くは電源を用いることから，電源部分ならびにコード類に破損がなく，漏電などを生じないようにする必要がある．過度の延長コードの使用や容量を超えるたこ足配線は，最悪の場合には発火を引き起こす危険性もあるため，避けなければならない．

停電時の対応も考慮しておくべきポイントである．たとえば，牽引療法で頸椎牽引中に停電が発生した場合，急に牽引が停止し，頭部がガクッと落ちるようになることが起こりうる．作動中に停電が起こると困る機器（起立性低血圧治療のために電動式チルトテーブルを使用しているときなど）の場合には，無停電電源を準備しておくなどの対応も有益である．

3 物理療法機器別の安全管理

①超音波療法

超音波の安全性の面で大切になってくるのは，超音波導子の性能の1つであるビーム不均等率（BNR）である．超音波導子のヘッド部分が傷み，BNRが許容範囲を逸脱した場合には局所的に過剰な超音波照射をすることになり，場合によっては熱傷を引き起こすおそれがある．したがって，BNRに問題がある超音波導子の使用は避けなければならない．BNRの確認は，臨床現場では実施困難であり，メーカーによる専用計測器を用いた定期点検が必要である．

②電気刺激療法

電気刺激療法は，電気刺激装置と体表に貼付する電極，それらを結ぶ電線から構成される．そのため，電気刺激装置自体の故障，電極の劣化，電線部分の断線などがないか確認する．

電気刺激装置においては，安定的な出力であること，出力と表示メーターが一致していることが安全管理上重要となる．電気刺激装置が出力している実効値と機器のメーターが示す値との間に差がないことを，定期点検時に確認しなければならない．

電極は，患者の肌に直接貼付されるものであり，衛生面を考えてディスポーザブルを考慮すべき

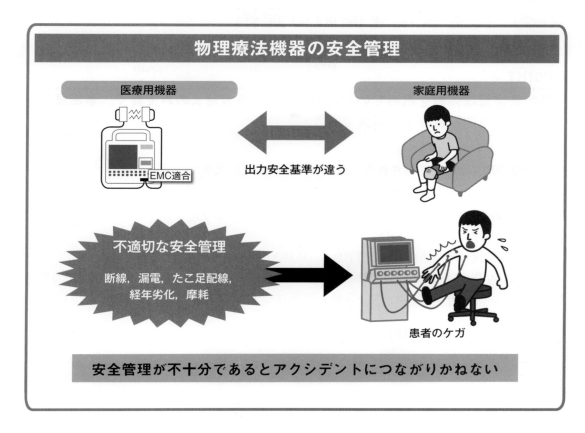

である，また，経年劣化を考え消耗品として考えることが必要である．経年劣化している電極を使い続けた場合，電流密度のバラツキなどによって過電流が流れると電気熱傷などを引き起こすおそれがある．電極自体の摩耗状態を確認することも大切であるが，さらに，患者自身の通電感覚に違和感がないかを確認することも必要である．

③牽引療法

牽引療法には，頸椎牽引と腰椎牽引とがあるが，いずれの牽引法においても，身体に牽引装具を装着して牽引を行う．したがって，牽引療法を安全に実施するには，**牽引装具の破損**があってはならない．

頸椎牽引においては，顎部の固定部分に**面ファスナー**などを用いていることが多いが，この部分の接着力が低下してくると牽引中に牽引装具が外れるおそれがあることも想定しておかなければならない．また腰椎牽引の牽引装具を臥位で装着した場合，牽引装具が前方にきてしまうと牽引方向が変わってしまう可能性があるため，機器自体の安全性とは別に注意したい部分である．

牽引療法では，動力源によって**ワイヤー**を一定の強度で巻き上げることで牽引力を発生させている．ワイヤーは牽引方向を動力源に向けて方向転換することが必要であり，方向転換部分に滑車が用いられている．ワイヤーが滑車の上を滑って牽引しているが，滑車部分での摩擦によってワイヤーがすり減ることもあるため，ワイヤーの摩耗などを確認することも安全性の面から重要である．

(日髙正巳)

LECTURE
7 - 1
安全管理を高める連携

POINT
医療安全管理体制を高めていくためには，医療者個人のみでなく，多職種間での連携や取り組みが不可欠である．

1 安全管理において注目される周囲（チーム）の人との連携

　リハに関連した医療事故の背後には複数の要因が存在している．専門化・高度化する医療現場において，複数の専門職が関与するシステムに対応するには，個々人の努力だけでは難しい状況になってきている．

　事故分析においても本人の要因だけでなく，周囲との関係性が注目されてきている．特に，チーム医療のメンバーである同僚や他職種とのコミュニケーションのあり方が，医療安全に大きな影響を与えるとして，**チームパフォーマンス向上**に関心が集まっている．

2 チームパフォーマンス向上のためのトレーニングプログラム

　近年，米国のAHRQ（米国医療政策研究局）とDOD（国防省）により，医療におけるチームパフォーマンスを向上させるために開発されたトレーニングプログラム**「Team STEPPS」**(Team Strategies and Tools Enhance Performance and Patient Safety) が種田によって紹介され[1]，日本においても積極的に導入，実践されるようになってきた．

　「Team STEPPS」においては，

①**コミュニケーション**（チームメンバー間で情報を効果的に交換する能力）

②**リーダーシップ**（指示や調整，作業の割り当て，チームメンバーの動機づけなど，チームのパフォーマンスが最適になるよう促進する能力）

③**状況モニター**（状況・環境に対する共通理解の発展，チームメイトのパフォーマンスをモニター，共通のメンタルモデルを維持する能力）

④**相互支援**（正確な認識による他のチームメンバーにおけるニーズ予測，オーバーワーク時，作業委譲によりバランスを保つ能力）

の4つのコンピテンシー（行動特性）の実践によって知識，態度，パフォーマンスの成果が得られるとされている．

　すなわち，「Team STEPPS」の実践がもたらす効果として，メンバー間において患者ケアに関する課題や役割，手続きなどに関する共有の知識が得られ，相互の信頼やチーム志向といった態度が築かれることにより，適応性，正確性，生産性，有効性，安全性の面から，パフォーマンスが向上するとされている．

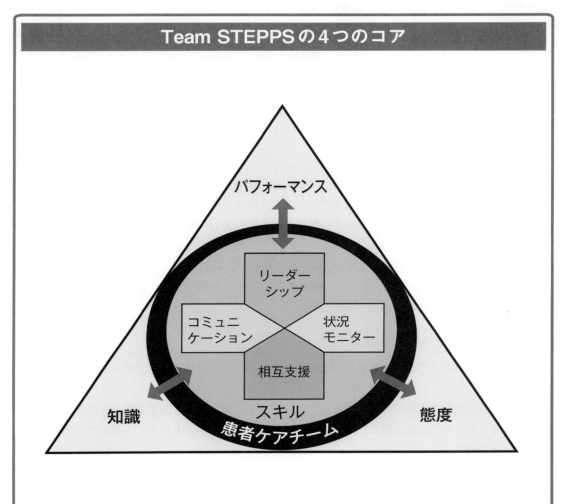

〔Department of Defense (DoD) Patient Safety Program Agency for Healthcare Research and Quality (AHRQ), 邦訳：国立保健医療科学院政策科学部 安全科学室[1) より引用〕

3 チームにおいて安全管理を高めていく方法

　医療における安全管理を高めるためには，チームメンバーで連携した訓練や改革を行っていくことが重要であり，次の8つのステップ[2)] が重要となる.

　①**危機感**を高め共有する（取り組みの必要性喚起），②**改革推進チーム**を作る（多職種間における取り組みと参加），③**改革のビジョンと戦略**を明確にする（目的・目標の明確化と戦略提示），④**理解・賛同**を得る（理解と賛同が得られた幹部，部署長から着手），⑤**改革しやすい環境**を整える（障害の低減化と環境の整備），⑥**短期的成果**を発見し祝う（短期的成果を意識，評価），⑦油断せず**推進を継続**する（取り組みを継続・把握），⑧**新たな文化**を築く（組織文化の一部に）である.

　これらの実践は，組織における連携と推進をもたらすものと思われる.

（兵藤好美・中俣孝昭）

LECTURE 7-2 # 安全管理の教育

POINT
安全管理の教育として，安全文化（報告する文化，正義の文化，柔軟な文化，学習する文化）の構築が求められている．

1 安全文化構築のための教育

高度に専門化した医療現場にあっては，つねに自己研鑽が求められる．2007年度からは国の取り組みとして，医療安全に係る研修の実施が年2回医療法施行規則によって義務づけられるようになった．また個人の自己研鑽に留まらず，職種を超えて協働し，組織として安全管理を追求していくことが重要な課題となっている．

Reasonは安全文化の要素として，「**報告する文化**」，「**正義の文化**」，「**柔軟な文化**」，「**学習する文化**」の4つ[3]を挙げている．安全文化を構成するこれらの要素に関し，安全管理のためにはどのような教育が求められるかについて概説する．

2 「報告する文化」構築に向けて

安全文化構築にとって基盤となるのが情報であり，そのためにはリスクに関する情報の収集が不可欠となる．

そこで現場の状況を正確に把握できるよう，安全あるいはリスクに関する情報を報告することの意義を理解する教育が必要となる．その意義の理解は，**インシデントレポート**提出の必要性を通して浸透しつつある．

インシデントレポートの提出は，組織における知識の共有をもたらすだけでなく，大きな事故に至らないレベルにおいて事故対策や改善策を検討することにつながるため，積極的に報告する文化を作っていく必要がある．しかし一方で，失敗事例の報告しか届かないという批判もあり，成功事例の報告が注目されるようになっている．

3 「正義の文化」構築に向けて

「正義の文化」は公正な文化ともいわれ，**裁かない，叱らない**文化として重要視されている．裁かれない，叱られないという保証があるからこそ，人は自分が経験したヒヤリハットを報告する気持ちになる．したがって，組織における公正性を保証し，信頼を確立する教育が必要である．

4 「柔軟な文化」構築に向けて

「柔軟な文化」とは，変化する状況に適宜，対応できる文化である．柔軟で弾力性のある組織は定められたルールを遵守しながらも，しなやかさがあり，困難にも対応可能である．そのためには，**気づいたことや疑問を自由に語り合える**雰囲気を作っていく教育が必要である．

安全文化の構築に向けて

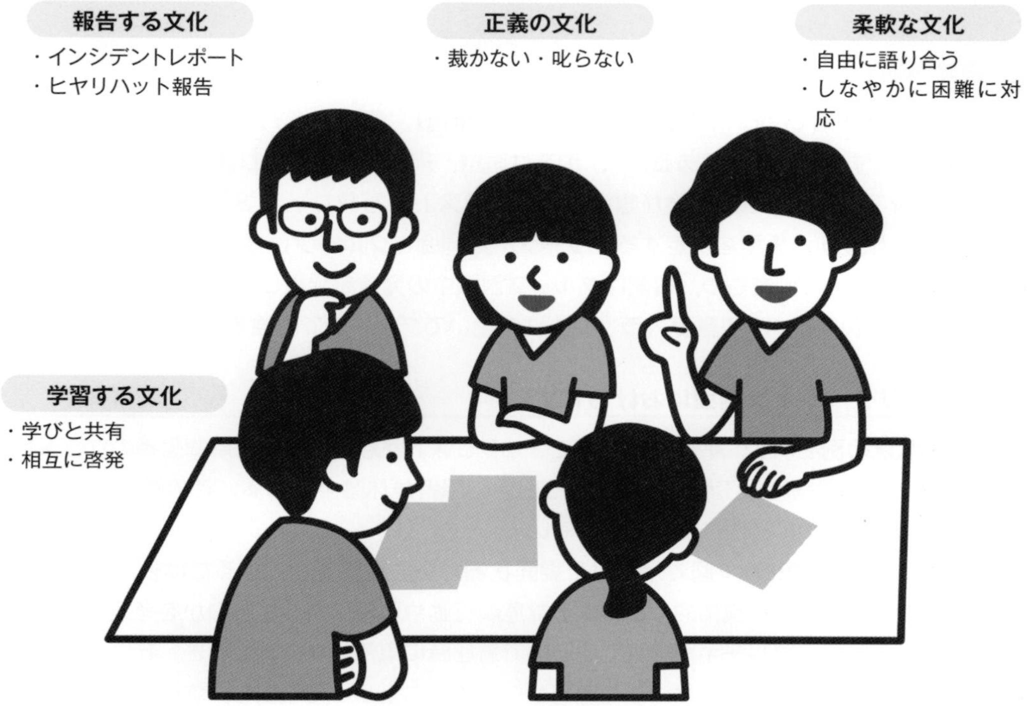

報告する文化
・インシデントレポート
・ヒヤリハット報告

正義の文化
・裁かない・叱らない

柔軟な文化
・自由に語り合う
・しなやかに困難に対応

学習する文化
・学びと共有
・相互に啓発

(Reason, 1997)（塩見, 1999）[3] をもとに作成

5 ▎「学習する文化」構築に向けて

　「学習する文化」とは，学び続ける文化である．刻々と変化する医療現場においては，つねに学び続ける姿勢が重要であり，それをチームや組織で共有することが必要である．そして目指すべき文化は**相互に啓発し合う文化**であることから，職種や分野を超えて学び，教え合い，成長していく教育が求められている．

(兵藤好美・中俣孝昭)

LECTURE 7-3　危険予知トレーニング（KYT）

POINT

リスク場面に対しグループで危険予知トレーニングの4過程を検討することで，医療従事者のリスク感性を高めることができる．

1　危険予知トレーニングとは

危険（Kiken）予知（Yochi）トレーニング（Training），（以下，KYT）は製造業における危険予測の教育目的に作られた方法であるが[4]，現在は医療，福祉の現場でもリスク対策の教育に活用されている．KYTでは，初めに危険が想定されるイラストや写真などを場面状況として設定する．次にリーダー（司会）と書記を決定する．リーダーは司会とグループ討議が円滑に進むようファシリテーターとしての役割をもつ．書記はグループ討議中の発言を記録しまとめる．提示された場面状況について以下に示すKYT基礎4ラウンド法を用いてグループで討論する．

2　リハビリテーション場面におけるKYT

図に場面状況の例を示す．平行棒の左端ではセラピストが急性期の左片麻痺患者の立位保持訓練中で，右端には右股関節人工骨頭置換術後5日目の患者が休憩中である．この場面状況を課題とし，KYTを以下の4つの過程に従って進めていく．

第1ラウンド（現状把握）：図で示された場面状況から危険要因をできるだけ多く探し出す．その際に見つけた危険要因が具体的にどのような危険行動や現象につながるのかを考える．

たとえば，車椅子のブレーキが外れているので着座時に車椅子が後方に動き，転倒から外傷へつながる恐れがある．人工骨頭置換術後の患者が一人で立ち上がって転倒し，許可を超えた荷重，人工関節の破損，再手術をまねく恐れがある．尿バックと平行棒が干渉し，バッグ，カテーテルが破損するかもしれない．立位保持訓練中の患者の容体が急変，起立性低血圧，不整脈による胸痛などをまねく恐れがある．

第2ラウンド（本質追究）：現状把握で示された危険要因から，発生頻度，事故の重篤度，深刻度が高い項目を抽出する．その際に重要項目と最重要項目に絞り込む．

図のケースでは，立位保持訓練中の患者が急性期でハイリスクであること，対応を誤ると重篤な後遺症が残る可能性があることから「立位保持訓練中の患者の容体急変」を最重要項目として絞り込む．

第3ラウンド（対策立案）：抽出された最重要項目の危険に対して対策を立てる．予防，防止のためにはどのようにすればよいか，リスク防止のために積極的に関与する方向性で意見をまとめることが大切である．

図のケースでは，病棟での状態を確認しておくことや，立位保持訓練前，実施中も患者の意識レベル，バイタルサインの記録，患者の顔色，受け答えの観察，急変時対応の確認などが重要となる．

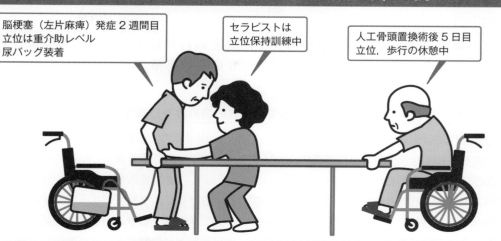

危険予知トレーニング（平行棒内訓練中）の例

脳梗塞（左片麻痺）発症2週間目
立位は重介助レベル
尿バッグ装着

セラピストは
立位保持訓練中

人工骨頭置換術後5日目
立位，歩行の休憩中

第1ラウンド（現状把握）

#1：車椅子のブレーキが外れている
#2：人工骨頭置換術後の患者が一人で立つ
#3：尿バッグと平行棒が干渉する
#4：立位保持訓練中の患者の容体が急変など

第2ラウンド（本質追究）

重要○#1：車椅子のブレーキが外れている
重要○#2：人工骨頭置換術後の患者が一人で
　　　　　立つ
#3：尿パックと平行棒が干渉する
最重要◎#4：立位保持訓練中の患者の容体が
　　　　　急変

第3ラウンド（対策立案）

#4：立位保持訓練中の患者の容体が急変
〈#4に対する対策〉
・病棟での状態を確認
・意識のレベル，バイタルサイン観察，記録
・患者の顔色，受け答えをつねに観察
・急変した際の対応が必要

第4ラウンド（目標設定）

病棟の担当者に電話確認
バイタルサインを計測記録
緊急時院内コールを確認，搬送方法を確認

　第4ラウンド（目標設定）：危険を回避するための具体的な行動目標を設定し，指差し確認できるようにする．
　図のケースでは，病棟での状態をナースステーションに電話で確認する，バイタルサインをリハの前・実施中・終了後に計測記録する，意識レベル・反応をつねに観察・記録する，緊急時院内コールを確認する，搬送方法を確認する，などが必要である．

③ KYTの活用

　KYTを繰り返すことによって，危険を回避するための感性を身につけることができる．トレーニングに用いる場面状況は，施設内のインシデント報告などの資料をもとに作成すると，それぞれの現場に応じた現実的なトレーニングが可能となる．　　　　　　　　　　　（兵藤好美・中俣孝昭）

LECTURE
7-4

リハビリテーション部門の安全管理教育

POINT
リハ場面では，疾患リスクに加えて，患者の行動拡大やリハ環境によって生じる特有の問題に対する安全管理教育が必要である．

1 リハビリテーション部門における安全管理の特殊性を理解する

リハ部門では患者の日常生活を回復させるために，理学療法，作業療法，言語聴覚療法を行う．そのため一般的な疾患リスクに加えて，トレーニングにより生じうる身体，精神的な負荷を高めた際の反応に対する知識が必要となる．また，患者が回復し行動が拡大することで院外，自宅においてリハを実施する機会も多くなる．そのため院内外におけるリスクを評価する能力が必要である．

業務の特殊性もある．医療職種にはパートナーシップ・システムをとり2名で同時に1名の患者に対応する職種がある．しかし，リハでは個々に担当制をとり治療することが多い．治療中，他スタッフからのダブルチェックを受ける状況が少なく，リハ専門職が個人で対応，判断する機会が多いこともリハ特有のリスクとなっている．

2 リハビリテーション部門の安全管理教育の目的

このようなリハに特有な安全管理のために，リハ部門の特性に合った教育をする必要がある．そこには2つの目的がある．第1に，リハ専門職の個人の知識・技術を向上させリスクを回避できるようになることである．第2に，リスク管理を構造化しチームで安全管理が図れるようになることである．

前者は，担当制をとるリハ部門においては，リハ専門職個人の資質向上が必須となる．疾患リスクの把握，治療時の患者の反応評価などが求められ，専門書での学習や実技研修への参加で研鑽できる．

後者は，安全管理に対して組織の一員として対応する意識づけが必要となる．安全管理は個人のみで対応するには限界があり，組織化した対応によって初めて効果的となる．具体的にはインシデント事例の検討により組織として対策を講じ共有することである．この際に部門責任者は個人の責任を追及することは避け，組織で生じた問題として対応するという雰囲気作りが必要となる．

臨床実習の学生や新人は知識・技術不足からつねに安全管理教育の対象となるが，ベテランでも，多忙な業務や慣れ，経験から生じる油断が事故につながる可能性がある．経験の多寡にかかわらず，安全管理のためには定期的な研修への参加が必要となる．

3 どのような内容を安全管理教育に盛り込むか（図）

「リハ部門のリスク管理検討部会」を開催して，インシデント，アクシデント報告から想定されるリハ特有のリスクを分析する必要がある．リハ部門による安全マニュアルを作成し，他スタッフや他部門にも情報共有を図るよう努めなければならない．

「定期的な安全管理研修会」を実施する．内容に訓練場面の危険予知トレーニング（KYT），疾患

リハビリテーション特有の安全管理と対策

疾患によるリスク

再発作	意識レベル低下
高血圧	呼吸困難
不整脈	薬剤の使用
低血糖	発熱
易感染性	疼痛　など

+

リハ時に生じるリスク

運動による意識消失	骨折
深部静脈血栓症	筋損傷
精神状態の悪化	業務多忙によるミス
転倒，転落	患者・家族とのトラブル
誤嚥	

リハビリテーション部門の安全管理教育

①リハ部門のリスク管理検討部会

・インシデント，アクシデント報告からのリスク分析
・リハ部門の安全マニュアル作成
・他部門への情報共有
・教育，啓発方法の策定

②定期的な安全管理研修会

・危険予知トレーニング（KYT）
・疾患別リスク管理学習会

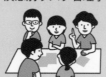

③事故発生時の対処トレーニング

・緊急事態を想定（院外や在宅リハも想定）
・シミュレーション，ロールプレイ

別リスク管理学習会を盛り込む．マニュアル化されたリスク対策に従い，適切に実施できるよう訓練する．

　しかし，どんなに安全対策を行っても事故は生じてしまう．事故発生時の対応を適切かつ迅速に行い，より大きな事故に発展させないための「対処トレーニング」も必要である．リハ場面では患者の容体悪化などは頻繁には生じないため，一般的に緊急対応に不慣れなことが多い．緊急対応状況を想定したシミュレーションや，ロールプレイなどによる実践的なトレーニングの実施が必要となる．特に，院外や在宅リハ中に生じる事故対応も想定し，訓練しておくことが求められる．

（兵藤好美・中俣孝昭）

LECTURE 8-1

救急医療とは

POINT

救急医療とは，病気，ケガ，やけど，中毒などによる急病の患者を診療し，病気やケガの種類，治療の経過に応じて，適切な診療科と連携して診療を行うものである．さらに，救急医療の知識と技術を活かし，救急医療制度，メディカルコントロール体制や災害医療も担う．

救急医療では，病気やケガ，やけどや中毒，突然の心停止など急病の患者の診療を行う．あらゆる病気やケガが含まれるが，これらの患者に対して必要に応じて蘇生処置を行いながら，診断と治療を並行して行う．この過程で適切な診療科と連携しながら診療を進める．急性冠症候群や大動脈解離など，専門科に引き渡すまでの初期治療を行う場合もあれば，多発外傷など種々の専門科と連携を行いながらも患者の管理は救急医が行うという場合もある．中毒や心停止蘇生からの蘇生後管理などは救急科特有の疾患ともいえる．各施設により，連携の程度はさまざまである（図）．

1 ABCDEアプローチ

病気の場合もケガの場合も，患者を診療する場合はABCDEアプローチを用いて行う※．Aは「airway（気道）」，Bは「breathing（呼吸）」，Cは「circulation（循環）」，Dは「disability（意識）」，Eは「exposure（全身観察）」を意味する．これは酸素が身体に入ってくる順番で，この順番で患者に異常がないかを確認していく．異常がある場合はこれに介入・治療を行って次のステップに行く．たとえば，「顔面をケガしているために血液が喉に垂れ込んで息ができない状態があれば（Aの異常），すぐに気管内にチューブを挿入して気道を確保する」「呼吸回数が多くて指先で測定する酸素飽和度が低ければ（Bの異常），酸素を投与する」というように診療を進め，その過程を「蘇生処置」という．蘇生処置によって患者を安定化させながら，診断とそれに対する治療を進めていく．

※ABCDEアプローチは，心停止のアプローチには使用しない

2 救急医療システムへの関与（メディカルコントロール）

救命の連鎖をつなげるため，患者搬送を担う消防，救急隊との連携は重要である．救急隊には，薬剤投与などの医療行為（特定行為という）ができる救急救命士という職種も活動している．救急救命士が特定行為を行うために，地域でプロトコールを決めて，行われた医療行為が適切であったかを評価するシステムが構築されている．これがメディカルコントロールシステムであり，救急医がその中心となって体制整備と評価を行う．個々の症例について電話で救急救命士とやり取りして救急車内での治療を進める場合もあり，これはオンラインメディカルコントロールとよばれる．

3 病院前救急（ドクターカーやドクターヘリ）

病院前救急は，より早く治療を開始するために医師・看護師を医療資器材とともに現場に輸送するシステムである．ドクターカーやドクターヘリは患者を収容した救急車と落ち合って，その救急車内で治療を開始する．特に前述したようなABCに異常がある場合に，早期処置が有効である．

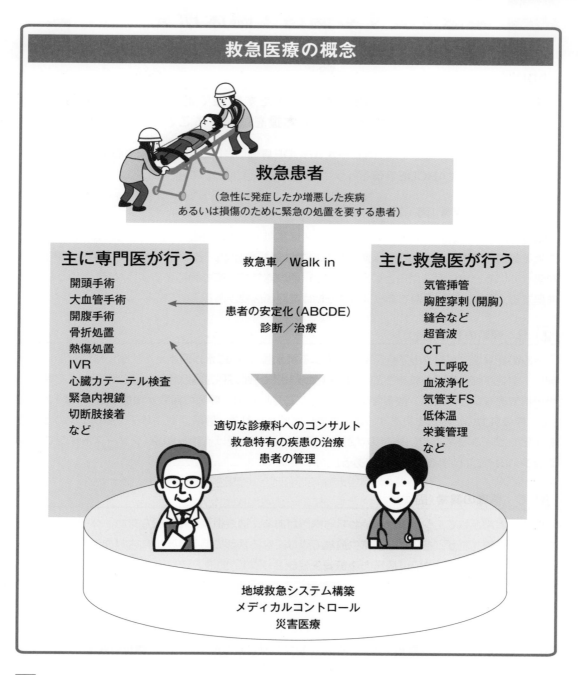

救急医療の概念

救急患者
（急性に発症したか増悪した疾病
あるいは損傷のために緊急の処置を要する患者）

救急車／Walk in

主に専門医が行う

開頭手術
大血管手術
開腹手術
骨折処置
熱傷処置
IVR
心臓カテーテル検査
緊急内視鏡
切断肢接着
など

患者の安定化（ABCDE）
診断／治療

主に救急医が行う

気管挿管
胸腔穿刺（開胸）
縫合など
超音波
CT
人工呼吸
血液浄化
気管支FS
低体温
栄養管理
など

適切な診療科へのコンサルト
救急特有の疾患の治療
患者の管理

地域救急システム構築
メディカルコントロール
災害医療

4 ┃ 災害医療

　阪神淡路大震災を契機に災害現場での医療体制が整備され，**DMAT**（disaster medical assistance team）とよばれる災害派遣医療チームが形成された．医師・看護師・業務調整員（ロジスティクス）5〜6名で構成され，自分たちで医療資器材をもって現地に駆けつけ，医療支援を行う．災害医療は，救急医療の一部門である（☞ LECTURE8-4）．

（花田裕之）

LECTURE 8-2 緊急を要する病態・臨床所見

POINT

緊急を要するのは，ABCDEに異常をきたす病態である．ABCDE評価に基づいて病態を把握し，異常を感知して応援を依頼することが重要である．

救急医療では，医療機器を用いない**一次ABCDE評価**に続いて，気管挿管や心電図検査の実施，診断までを含む**二次ABCDE評価**を行う．それぞれの概要について述べる．

1 A：気道の異常（図①）

気道の異常は，**気道閉塞**を示すもの，たとえば窒息・急性喉頭蓋炎や熱い空気を吸い込んだことによる気道の熱傷などで起こる．声が出ないのは最も重症で，出ても声が嗄れている（嗄声），息を吸っているときにゼーゼーという音がする（聴診器でなくても聞こえるような音）といった症状を呈する．緊急対応が必要であり，急いで助けを呼ぶ必要がある．

2 B：呼吸の異常（図②）

呼吸の異常は，喘息や心不全，腎不全による肺水腫（肺胞に水が溜まった状態），気胸（肺に穴が開いて空気が肺の外にもれること），血胸（ケガなどで肺の外に血液が溜まった状態）などで呼吸が十分にできないと起こる．酸素が十分に入ってこないため，**呼吸の回数が増加し**（正常は12〜20回），**呼吸努力**のため肩で息をするような動作が認められる．呼吸回数はバイタルサインのうち最も重要なサインでもあり，患者の状況を一目で確認して受ける第一印象（**ファーストインプレッション**）に特に注目するべき項目である．

3 C：循環の異常（図③）

循環の異常として，**ショック**といわれる病態がある．血液循環が不十分なため，体の組織に十分な酸素が供給されず，各組織が正常に機能できなくなる病態である．出血により血液自体が足りなくなり循環が不十分になる「循環血液量減少性ショック」，血液を送り出すポンプである心臓が十分働かずに起こる「心原性ショック」，肺動脈に血栓（固まった血液）が詰まるなど循環の回路が閉塞して起こる「閉塞性ショック」，アナフィラキシーとよばれるアレルギー反応などにより血管が開くために起こる「血液分布異常性ショック」に分類される．それぞれの病態により身体が示す症状は異なるが，一般には**顔色不良**で，**冷たくじっとりとした皮膚所見**や，**脈拍の異常**（多くは早い脈），**意識レベルの低下**などの症状が認められる．

4 D：意識の異常（図④）

意識の異常とは，意識レベルの低下や痙攣などである．意識レベルを簡単に評価するには，A（alert：清明），V（verbal：呼びかけに反応する），P（pain：痛み刺激に反応する），U（unresponsive：反応しない），といったAVPU評価[1]が平易でわかりやすい．JCS（Japan Coma Scale）[2]とよばれる意識レベルの評価法もあり広く用いられるが，簡単に「一桁」（刺激なしで覚

緊急を要する病態・臨床所見

①気道の異常
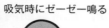

気道閉塞 　声が嗄れている・
吸気時にゼーゼー鳴る

②呼吸の異常
呼吸回数の増加 　　努力呼吸

③循環の異常

循環血液量減少性
ショック
心原性ショック
閉塞性ショック
血液分布異常性
ショック

④意識の異常

AVPU

A：alert
意識がはっきりしている
V：response to verbal stimuli
声をかけると反応するが，意識朦朧
P：response to pain stimuli
痛み刺激に反応するが，声をかけても反応しない
U：unresponsive
全く反応がない

Japan Coma Scale JCS
Ⅰ　刺激しないでも覚醒している状態
　　1 だいたい意識清明だが，今ひとつはっきりしない
　　2 見当識障害がある
　　3 自分の名前，生年月日が言えない
Ⅱ　刺激すると覚醒する状態
　　10 普通の呼びかけで容易に開眼する
　　20 大きな声または体を揺さぶることにより開眼する
　　30 痛み刺激を加えると開眼する
Ⅲ　刺激しても覚醒しない状態
　　100 痛み刺激に対し払いのけ動作をする
　　200 痛み刺激で少し手足を動かしたり，顔をしかめる
　　300 痛み刺激に反応しない

⑤全身観察
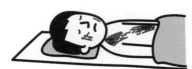

・創傷
・出血
・皮疹
・浮腫
・軟部組織感染巣の有無
・高体温
・低体温

醒），「二桁」（刺激すると覚醒する），「三桁」（刺激しても覚醒しない）と表現してもよい.

5 ┃ E：全身観察 (図⑤)

　全身観察では，着衣を除去して体表面を露出し，全身を観察する. 創傷，出血，皮疹，浮腫，軟部組織感染巣の有無，高体温 (敗血症や熱中症)，低体温の確認などを行い，その後介入 (外傷では観察後保温に努めたり，必要な体温コントロールを行うこと) を行う.

6 ┃ その他に注意すべき症状

　訴え (症状) として注意すべきなのは突然始まった種々の症状 (痛みや嘔吐，麻痺など) や呼吸困難などである. 症状にABCDEの異常を伴う場合は緊急の疾患を考えるべきである. 　　　(花田裕之)

CHAPTER 8 救急医療学総論

LECTURE 8-3 バイタルサインの特徴

POINT

バイタルサインとは生命徴候を数値化したものである。救急のみならず日常的に用いられるため、正常範囲は覚えておくべきだが、正常範囲内だからといって問題がないとは限らない。全身の状況に応じて解釈することが重要である。

1 バイタルサインとは

バイタルサインとは生命徴候を数値化したもので、前述のABCDEを数字で評価したものである。一般的には**意識レベル**，**呼吸**，**脈拍**，**血圧**，**体温**をいう。それぞれの正常範囲を**表**に示した。

意識レベルについては種々の評価方法があり数値化できるが、患者を初期評価するにはLECTURE8-2のAVPU評価やJCSの桁数評価での大まかな評価で構わない。

呼吸，脈拍，血圧，体温は正常範囲から逸脱していて意識レベルが清明でなければ異常となるが、患者の初期評価は印象評価が大切であり、それを裏づけるためにバイタルサインを確認していく。

2 呼 吸

酸素が十分に身体に入ってこなくなる病態では、まずは**呼吸回数**を増やして酸素を取り入れようとするため、呼吸回数が増加する。機器の普及により簡単に測定できるようになった**経皮酸素飽和度**は、酸素化の指標として集中治療でも用いられているバイタルサインのひとつであるが、経皮酸素飽和度が正常であっても呼吸回数が多い場合は、代償されて酸素化が保たれている可能性がある。

また、呼吸では酸素を取り入れて二酸化炭素を排出しているため、二酸化炭素の排出目的に呼吸数が増加している場合もある。二酸化炭素は酸であり、身体に余計な酸が溜まるような病態（たとえば糖尿病性ケトアシドーシス。酸であるケトン体が蓄積する）では酸塩基平衡を保つために呼吸数が増加する。

3 循 環

バイタルサインのうち循環の指標として**血圧**と**心拍数**が挙げられるが、数値だけでなく皮膚が冷たく湿っていないか、顔面が蒼白でないか、意識は保たれているかなど、十分血液が組織を循環しているかを評価しながら数値を解釈する必要がある。たとえば日常的にスポーツを行っている人にとって、心拍数45/分は全く問題ない生理的範囲内であるが、80歳代の高齢者が45/分でめまい感を訴えていれば、脈が遅いことが症状の原因である可能性がある。

前述した**ショック**といわれる病態も、判断の目安は「収縮期血圧90mmHg以下」が一般的ではあるが、数値にかかわらず身体の組織に循環が十分でない徴候があればショックと解釈する。

68

バイタルサインと正常範囲

項目	測定方法	正常範囲
意識レベル	AVPU，JCSに沿って評価する	
呼吸回数	胸部の動きを1分間目視にて確認する	12〜20回/分
経皮酸素飽和度	パルスオキシメーターを患者の指先に装着して測定する	94〜100%
脈　拍	患者の橈骨動脈に測定者の人差し指・中指・薬指をあて，1分間の回数を測定する	60〜85回/分
血　圧	血圧計（手動または全自動）を用いて測定する．測定時には肘を曲げずに腕を心臓と同じ高さに保つ	収縮期120〜129mmHg
		拡張期80〜84mmHg
体　温	体温計の先端を前下方から挿入して患者の腋窩に密着させ，脇を締めて測定する	36〜37℃

　心拍数を評価する場合，体表面の脈拍（橈骨動脈など）を数えるが，脈拍が規則正しいか不規則かも重要である．規則的なら「10秒測定して6倍」または「15秒測定して4倍」して数を評価できる．不規則なら少なくとも30秒測定する．経皮酸素飽和度測定装置（パルスオキシメーター）を指先に着けると酸素飽和度と同時に脈拍数が表示される．

4 ┃ 体　温

　低体温でなければすぐに助けを呼ぶような緊急性はない．高体温で他のバイタルサインに異常があれば，緊急性がある（敗血症，熱中症など）．

5 ┃ 意識レベル

　意識レベルの評価についてはLECTURE8-2を参照してほしい．専門医を呼ぶ場合など，前述のように概略の評価で表現して構わない．

（花田裕之）

LECTURE
8-4

災害医療

POINT
災害時には，通常の医療能力を超える数の死傷者が発生し，広範な破壊の結果，被災地域以外からの援助が必要となる．阪神淡路大震災後に現在の災害医療体制が整備された．

わが国では地震，台風，大雨による河川氾濫など自然災害が多く災害医療は重要であるが，その歴史はあまり古くない．1995年の阪神淡路大震災では防ぎ得た災害死が500人程度あったと検証された[3]．その後わが国の災害医療体制が構築されて，毎年のように改良されながら活用されている．

1 トリアージ

多くの傷病者の診療は重症者から優先して行うために，**トリアージ**とよばれる患者重症度評価による，診療や患者搬送の順位付けが行われる．トリアージは前述のバイタルサインに基づいて行われ，緊急治療を要する「赤」，治療は要するものの待機可能を「黄色」，入院の必要がないものを「緑」，死亡者を「黒」に分ける．トリアージは災害現場や，搬送地点，病院入り口などで何度も行われ，赤分類の傷病者から優先的に治療が受けられるようにする．

2 広域搬送体制

被災地域内の医療施設だけでは対応が困難な場合，自衛隊の協力を得て行われる被災地域外へのDMATによる患者搬送（**広域搬送体制**）の仕組みも整備された．東日本大震災では，実際に岩手県の花巻空港から北海道の千歳空港や東京の羽田空港に患者搬送が行われた．

3 DMAT（災害派遣医療チーム）

医療にとって災害とは，通常の医療能力を超えた数の死傷者が発生する状況であり，この需要と供給のアンバランスを補うために，**DMAT**（disaster medical assistance team）とよばれる災害時救命医療を提供する医療チームが編成された．訓練を受けて厚生労働省に登録された5名程度の構成員が，医療需要が過剰となっている被災地へ自ら医療資器材（酸素や医薬品など）を持ち込んで，急性期医療を提供する．おおむね48時間程度を目安として活動するが，大規模な災害では第二隊や第三隊なども派遣されて，亜急性期から慢性期の医療が安定するまで活動する．

4 災害拠点病院

医薬品や燃料などを備蓄し多数傷病者を受け入れ可能で，地震に強い構造をした医療設備が**災害拠点病院**として整備された．おおむね二次医療圏ごとに1つの施設が指定されている．DMATは災害時に自ら活動を開始して，この災害拠点病院を中心に被災地で救急医療を提供する．

5 EMIS（広域災害救急医療情報システム）

医療チーム間や被災地域の情報をやり取りするために，**EMIS**（emergency medical informa-

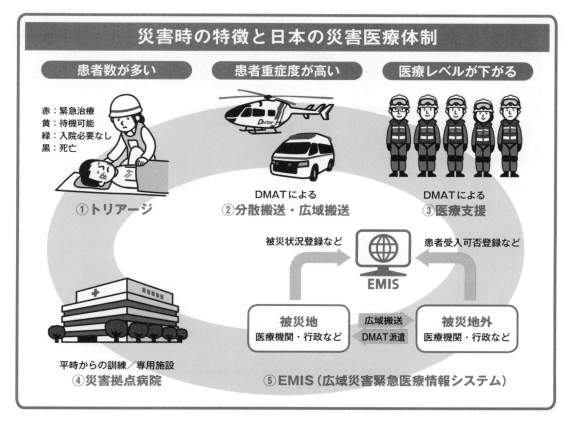

災害時の特徴と日本の災害医療体制

患者数が多い　**患者重症度が高い**　**医療レベルが下がる**

赤：緊急治療
黄：待機可能
緑：入院必要なし
黒：死亡

①トリアージ

DMATによる
②分散搬送・広域搬送

DMATによる
③医療支援

被災状況登録など　　　　　　患者受入可否登録など

EMIS

被災地	広域搬送	被災地外
医療機関・行政など	DMAT派遣	医療機関・行政など

平時からの訓練／専用施設
④災害拠点病院

⑤EMIS（広域災害緊急医療情報システム）

tion system) というインターネットを利用した情報共有システムが開発された．災害発生時，被災地の全病院はEMISに自分の病院の状況（建物状況，医療資源の有無，電気やガスなどライフラインの状況，患者受け入れ数など）を入力する．また，各DMATがEMISに入力した自分たちの構成人員，持参資器材，活動内容（例：現在被災地へ車で移動中）の情報に基づいて，DMAT活動拠点本部（県庁や中核となる災害拠点病院などに設置される）が活動内容を指示する．

6 ┃ 災害医療体制の改善と広がり

東日本大震災の経験をもとに，避難所での支援活動の重要性も認識され，現在は避難所支援もDMATの活動内容に取り上げられている．また，災害時には行政・消防・警察・自衛隊・地元の保健所などとの調整がより重要であることも再認識され，これらを専門に行うロジスティックス専門チームが結成されて，その後の熊本地震や西日本豪雨などで活躍している．業務調整員には病院事務員，放射線技師，臨床工学士や臨床検査技師，薬剤師など多くのコメディカルがそのバックグラウンドも活かして活躍しており，理学療法士などリハ専門職も多く参加している．リハを主体とした JRAT（大規模災害リハビリテーション支援関連団体協議会）も東日本大震災をきっかけに結成され，災害時にリハビリテーション支援を行っている．

何かおかしいと思ったら，躊躇せず助けを呼ぶことが大切である．いざというときに落ち着いて行動できる基盤となるので，<u>一次救命処置</u>（basic life support：BLS）を学ぶことを推奨する．

（花田裕之）

LECTURE 9-1 中枢神経障害

> **POINT**
>
> 救急外来では，中枢神経障害患者のABCDEを評価して全身の状態を安定させ，病歴や身体所見から疾患をイメージして検査を行う．

1 中枢神経障害とは

中枢神経障害とは，脳，脊髄に出血や血流の低下が起こり，意識障害や四肢の麻痺，異常知覚が出現した状態をさす．原因となる疾患は脳梗塞や脳出血，脊髄梗塞，脊髄損傷，硬膜下血腫など多岐にわたる．

救急現場では，主に「呼びかけに反応が鈍い」，「すこしボーッとしている」，「受け答えがいつもと違う」などの主訴で救急要請もしくは外来受診することが多い．高齢者で認知症がある場合はわかりにくい場合もあり，意識レベルの評価，構音障害，失語，四肢の動きの左右差など，客観的指標の評価を心がけることが重要である．

2 実際の診療（図）

中枢神経障害が疑われ，救急外来を受診もしくは救急搬送された患者に対して実際に診療を行う際に重要なのは，いわゆる「ABCDE」の確認である．ABCDEは**A：Airway（気道）**，**B：Breathing（呼吸）**，**C：Circulation（循環）**，**D：Disability（意識）**，**E：Exposure（全身観察）**の5つをさす（なお，リハ専門職に必要なABCDEの具体的な視点はLECTURE11-2①で詳述されている）．中枢神経障害の患者はDの異常はもちろんのこと，AやBの異常をきたすことがある．特にAの異常は命を落とす危険があり，呼吸を助ける処置を即座に行わなければならない．これらの異常を改善させ，患者の状態が安定して初めて中枢神経障害の原因となる疾患の診断を始める．

中枢神経障害の原因となる主な疾患として，**脳出血**と**脳梗塞**が考えられる．脳出血では，脳内の血管が破綻し脳内に出血することにより，中枢神経障害をきたす．脳梗塞は，脳内の血管が血栓や狭窄により詰まり，脳が虚血状態となり中枢神経障害をきたす状態である．

診断は主に画像所見で行っていく．特に**頭部CT**は，出血や梗塞を素早く診断できるため，中枢神経障害を疑った患者には必須の検査である．くも膜下出血や皮質下出血，脳幹部出血があった際，頭部CTで高吸収域（画像上では白く見える）が出現する．梗塞があった場合，低吸収域（画像上ではやや黒く見える）が出現するが，早期の梗塞ではCTの所見が出にくい場合があり，その際は**頭部MRI**検査が有効である．頭部MRI検査で脳梗塞がある場合，拡散強調画像（DWI）で白く描出され，非常に有効だが，頭部CTと比較し検査に時間がかかるため，長い時間臥位を維持できる程度に患者の状態が安定していなければ撮像できない点に注意が必要である．

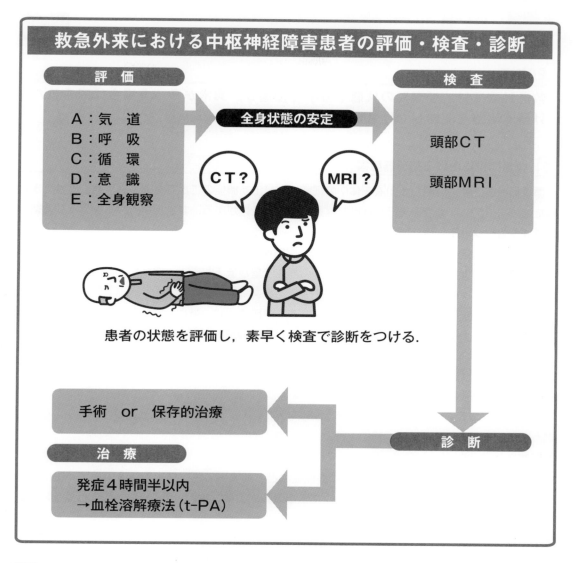

救急外来における中枢神経障害患者の評価・検査・診断

評価

A：気　道
B：呼　吸
C：循　環
D：意　識
E：全身観察

CT？　　MRI？

全身状態の安定

検　査

頭部CT

頭部MRI

患者の状態を評価し，素早く検査で診断をつける．

手術　or　保存的治療

治　療

発症4時間半以内
→血栓溶解療法（t-PA）

診　断

3 診断後の治療

　前述のように検査を行い，診断した後，治療が開始される．脳出血の場合，脳神経外科に治療を依頼（コンサルテーション）し，出血の部位や出血量，患者の意識状態を総合的に判断し，**手術**による治療を行うか，血圧管理や鎮静による**保存的治療**を行うかを判断する．特にくも膜下出血があった場合は，脳動脈瘤を合併している可能性が高く，血管造影CT検査も併せて行い，動脈瘤のある部位を同定し，手術による脳動脈のクリッピング術，およびカテーテルによる血管内治療（IVR）のどちらがより適切かを判断する．

　脳梗塞であった場合，発症時間から診断まで4時間半以内なら，**血栓溶解療法（t-PA）**が適応となる．t-PAは詰まった血栓を溶解させることにより，虚血状態を解除し脳の機能を回復する治療法である．患者によっては，失語や上下肢麻痺の症状が改善することもある．

（平良隆行）

LECTURE 9－2

循環器障害

PT・OT 国試出題

POINT

救急外来では，循環器の状態を素早く把握し，異常があった場合はできるだけ早く治療を開始しなければならない．

1 救急外来における循環器障害

循環器機能とは，心臓から血液を体中の細胞に送り出す機能のことである．循環器に異常をきたした際は，一刻も早く治療を行わなければ死に至る可能性がある．救急現場で最も問題となる循環異常は**ショック**と**不整脈**である．

ショックの定義はさまざまであり，一般的に収縮期血圧90mmHg以下，平均血圧60 mmHg未満だが，普段の血圧と比較し低下していれば臓器血流量が低下しショック状態となっている場合もある．そのため患者の搬送前の情報収集も重要である．

不整脈は，心房細動や上室性頻脈などさまざまな原因で生じ，特に心室細動は要注意である．心室細動はいわば心臓の痙攣のようなもので，有効な心臓の拍出が得られず心肺停止の原因となる．

2 ショックの原因

①**循環血液量減少性ショック**

出血や嘔吐，下痢，経口摂取不良に伴う脱水などにより，体内の循環血液量が低下しショックになった状態である．急速輸液や輸血を行い，改善を図る．

②**閉塞性ショック**

緊張性気胸や心タンポナーデ，肺血栓塞栓症など，循環系の閉塞による血液の拍出障害によりショックをきたす状態である．ドレナージによる気胸や心タンポナーデの解除，肺血栓塞栓症では抗凝固療法や体外循環による治療が必要である．

③**心原性ショック**

心筋梗塞や心不全となり，心臓のポンプ機能が低下しショックとなった状態である．輸液や昇圧剤でもショックからの離脱が得られなければ，体外循環による補助が必要になる場合がある．

④**血液分布異常性ショック**

アレルギー反応に起因するアナフィラキシーショックや，感染症が重症化し，敗血症に至った際に起こる敗血症性ショックが血液分布異常性ショックに分類される．重度の炎症反応に伴い血管内から血管外へ血液内の水分が漏出し，ショックに至る状態である．主に血管作動薬（カテコラミンなど）を投与し治療を行う．

⑤**神経原性ショック**

脊髄損傷や脊髄梗塞などに起因し，交感神経系の抑制によりショックをきたす病態である．他のショックと異なり，徐脈（脈拍50 bpm以下）をきたすことが多い．治療では血管作動薬投与を行い，徐脈が遷延もしくは悪化した際は，一時的にペースメーカーを挿入し脈拍のコントロールを行う場合もある．

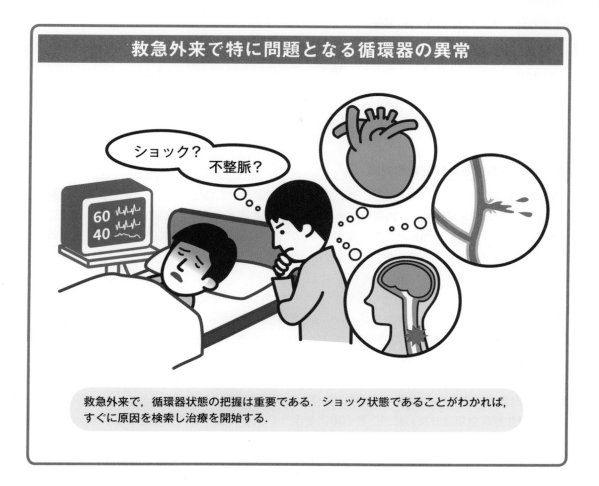

救急外来で特に問題となる循環器の異常

ショック？
不整脈？

60
40

救急外来で，循環器状態の把握は重要である．ショック状態であることがわかれば，すぐに原因を検索し治療を開始する．

3 その他の循環異常

　その他の，救急医療でよく遭遇する循環異常は，**末梢循環不全**である．原因は多岐にわたり，動脈が血栓で詰まる動脈塞栓症や，骨折や脱臼による血流障害，コンパートメント症候群[※1]などがある．基本的な病態は，筋層内圧が高まって末梢まで血液が届かなくなり，末梢の循環が低下した状態である．身体所見は，「5Pの徴候」が有名である．5pとは，pain（痛み），pallor（蒼白），pulselessness（脈なし），paresthesia（知覚障害），paralysis（運動麻痺）の5つの身体所見であり，これらの症状がある場合，末梢循環障害を疑い，造影CT検査や筋区画内圧測定を行い診断し治療を開始する．

　治療にはさまざまあるが，主に血栓の除去や血管吻合などを行い，血流を再開させる手術治療が行われる．コンパートメント症候群の場合は，減張切開を行い，血流の改善を図る．

[※1] 外傷や圧挫，血腫により，筋区画内圧が上昇し，循環不全をきたす疾患

（平良隆行）

LECTURE 9-3 呼吸器障害

POINT

救急外来では，患者の呼吸状態をバイタルサインと身体所見から評価し，必要であれば気管挿管を躊躇しない.

1 救急における呼吸と初期対応

　呼吸には，肺を用いた空気と血液のガス交換 (酸素の吸収と二酸化炭素の排出) をさす**外呼吸**と，血液と細胞とのガス交換をさす**内呼吸**がある. 救急外来で遭遇する呼吸異常には，主に，動脈血中の酸素が減少する**低酸素血症**と二酸化炭素を十分に体外に放出できない**高二酸化炭素血症**があり，外呼吸の障害によるものが多い. LECTURE 9-1で示したABCDEのうち，AとBの異常をきたしており，緊急度の高い場合が多い.

　低酸素血症をきたした際，息苦しさやチアノーゼ (唇や爪が青紫色に変色した状態) がみられることが多く，まずはマスクや鼻カニューレによる酸素投与を行う. それで改善しないような重症の場合，速やかに気管挿管などの治療を行わないと命に関わる.

　気管挿管とは，口や鼻から挿管チューブとよばれる管を気管内に挿入し，その管を人工呼吸器につなぎ，呼吸を補助することである. 挿管の際は，患者の状態をみながら，鎮静薬や鎮痛薬，筋弛緩薬といった薬を投与し行うため，医師以外にも看護師や臨床工学技師などの協力が必要になる.

　高二酸化炭素血症をきたした際，意識障害を伴うCO_2ナルコーシスといわれる状態となり，呼びかけへの反応が悪くなるなどの状態で搬送されることが多い.

　低酸素血症と高二酸化炭素血症，どちらの状態も，バイタルサインで**酸素飽和度 (SpO_2 サチュレーション)** や**呼気終末二酸化炭素飽和度 ($ETCO_2$)** を確認する. SpO_2は通常94～100％程度で推移しており，93％以下になっていれば異常値と考える. 特に90％を切り，80％台で推移しているようであれば，危機的低酸素状態と判断し，速やかに気管挿管などの介入を行う. $ETCO_2$は通常30～40で推移しており，数値で50以上を維持していた場合は，異常な二酸化炭素貯留が起こっていると考え，原因を精査していく. $ETCO_2$高値が持続し，意識障害が起こった場合はCO_2ナルコーシスの状態となっているため，非侵襲性陽圧換気 (NPPV) や気管挿管を行い改善を図る.

2 呼吸異常の原因と診断

　救急外来でみる呼吸異常の原因の多くは**肺炎**である. 他に**気管支喘息**も多くみられる. 肺炎や気管支喘息の診断を行う際，現病歴と聴診が特に重要で，外来受診時に痰が多く，熱が出ていて，さらに胸部の聴診で痰の溜まったゴロゴロした音 (畜痰音) がしたら，肺炎の可能性が高い. 聴診でヒューヒューした音 (wheeze音) が聴取できた場合は，気管支喘息による呼吸異常が起こっている可能性が高い. 高齢者の肺炎では誤嚥性肺炎が多い.

　肺炎の診断には，喀痰のグラム染色や胸部X線写真検査，造影CT検査を行う. ただ，身体所見で気管支喘息の可能性が高いと考えたら，X線写真検査や造影CT検査を行う前に気管支拡張薬の吸入を行い，経過をみることもある.

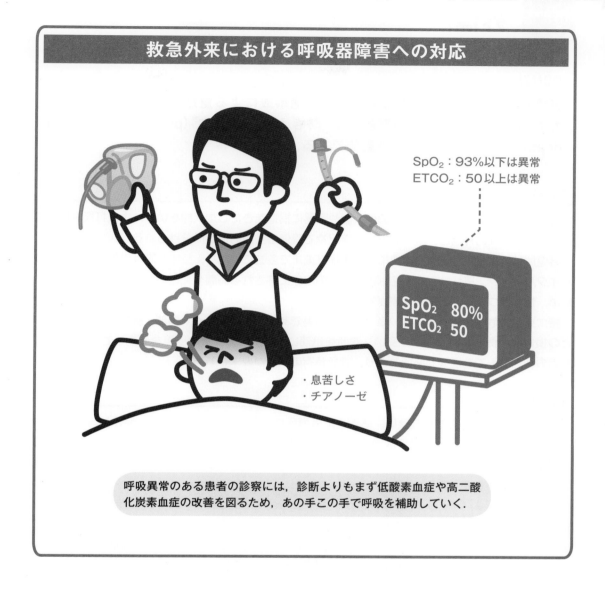

救急外来における呼吸器障害への対応

SpO₂：93%以下は異常
ETCO₂：50以上は異常

SpO₂　80%
ETCO₂　50

・息苦しさ
・チアノーゼ

呼吸異常のある患者の診察には，診断よりもまず低酸素血症や高二酸化炭素血症の改善を図るため，あの手この手で呼吸を補助していく．

他に呼吸異常をきたす原因として，気胸や肺血栓塞栓症が緊急度の高い疾患として挙げられるが，これらの疾患も同様にX線写真検査や造影CT検査で診断をしていく．

3 ┃ 呼吸異常の治療

呼吸異常の原因が肺炎であった場合は，**抗生剤投与**を開始し，治療を行う．その際，痰や血液の培養検査を行い，後日菌の種類がわかったら，その菌に合わせて抗生剤を変更する．

気管支喘息の治療は主に**気管支拡張薬**の吸入である．吸入を開始した後も，聴診でのwheeze音が改善しない場合は再度繰り返し吸入を行い，ステロイド薬点滴投与を行う場合もある．

（平良隆行）

LECTURE 9-4 外傷

POINT

外傷は，打撲などの軽度なものから交通事故による重症外傷などまで多岐にわたる．救急外来での初期評価で"防ぎえた外傷死亡"（preventable trauma death：PTD）を防ぐことが重要である．

1 外傷とは

外傷とは，外的要因により身体の外表面や臓器に損傷をきたした状態をいう．主に打撲や圧挫により受傷した**鈍的外傷**と，鋭利な刃物や突起物で受傷した**鋭的損傷**に分けられる．

外傷は軽度な打撲から交通事故による重症外傷まで多岐にわたり，診療の際は受傷部位，患者のバイタルサイン，既往，受傷形態などで患者の治療に許される時間や死亡の危険度が大きく変わるため，**慎重かつ迅速，正確な診療**が要求される．

特に死亡の危険の高い外傷は，単一の臓器損傷であることは少なく，頭部，胸部，腹部や骨盤などの損傷が合併していることが多い．診断を迅速に行い，どの部位の損傷を優先して治療するか，患者の状態をみて判断する必要があり，救急特有の判断が要求される．

2 外傷診療

外傷診療において重要な概念に，防ぎえた外傷死亡（preventable trauma death：PTD）という考え方がある．これは，適切な治療を行えば助かると考えられる外傷患者の死亡である．このPTDを減らすためには，全身をくまなく観察し，入念な検査を行って隠れている重篤な外傷を見逃さないことが重要である．

外傷診療でよく行われるのが，primary survey（プライマリーサーベイ）とsecondary survey（セカンダリーサーベイ）である．**primary suvey**とは，まず最初にABCDE（☞ **LECTURE 9-1**）の異常がないかを確認し，問題があれば即座に必要な治療を開始していくことである．外傷診療でC（循環）に異常がないかを確認するとき，よく超音波検査（FAST）を行う．FASTで循環に異常をきたすほどの出血が胸部や腹部に疑われれば，CTなどの検査を行う前に手術や血管内治療を開始していく．このprimary surveyで異常がないことを確認した後に，secondary surveyを開始する．**secondary survey**では，頭からつま先まで詳細に診察を行い，損傷部位を見逃さないようにする．この2つが終了した時点で，患者の状態を把握し，X線写真検査や造影CT検査を行い，正確な診断を行ったうえで必要な治療を開始していく．外傷ではこのような迅速な判断と対応が要求されるため，特に救急において高度な知識と確かな技術が要求される分野である．

3 外傷診療の治療

救急指定病院の区分は，一次，二次，三次に分かれている．**一次救急**（入院の必要がなく帰宅可能な軽症患者に対して行う救急医療），**二次救急**（24時間体制で救急を受け入れており，手術治療も含めた入院が必要な患者を対象とした救急医療）では，ほとんどが打撲や切り傷，擦り傷，単独

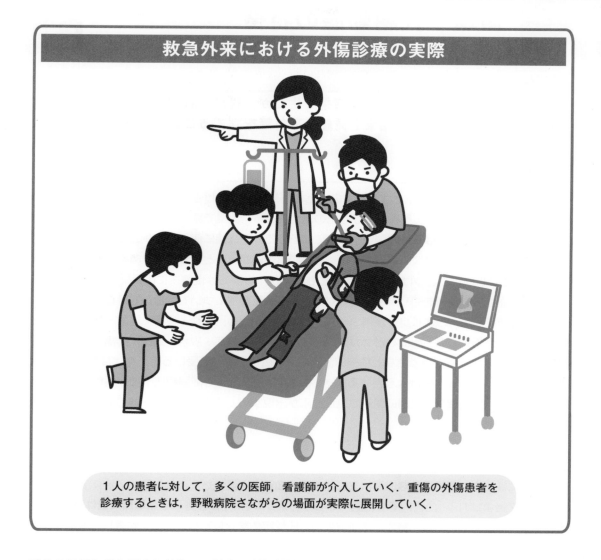

救急外来における外傷診療の実際

1人の患者に対して，多くの医師，看護師が介入していく．重傷の外傷患者を診療するときは，野戦病院さながらの場面が実際に展開していく．

部位の骨折などの軽度な外傷で，縫合や創部保護，整復固定などを行ったうえで，帰宅し経過観察可能な損傷である．

一方，**三次救急**（一次，二次では対応できない重症，重篤な患者に対する救急医療）では，単独部位の損傷ではなく複数部位の損傷で，かつ強い衝撃で受傷した高エネルギー外傷が搬送される．特に重症の患者であれば，すぐに手術や血管内治療の介入が必要になる場合があり，多くは入院を要するため，大学附属病院や高度救命救急センターなどがその役割を担う．

外傷診療における治療の難しさは，**単独の臓器損傷ではない点**である．たとえば，頭部の損傷による出血が頭蓋内にあり，他にも骨盤骨折による出血でショック状態になっている場合，機能的予後を考えれば頭蓋内の手術を行うべきだが，救命という観点であれば，命を脅かすショックの原因となっている骨盤骨折の出血の治療を優先して行うべきであり，その判断には多くの経験と修練を要する．

（平良隆行）

LECTURE 10-1 循環・代謝動態の特徴

POINT

侵襲に対する生体反応は意外な結果を生むが，循環・代謝動態には一定の特徴があり，因果関係から結果を見越して対策を立てることが重要である．

1 侵襲と生体反応

「風が吹けば桶屋が儲かる」とは，日本のことわざで，きっかけとなるイベントの発生により，関係がないと思われる事象に影響が及ぶことの喩えである．大風で舞った土埃が目に入って視覚障害者が増え，視覚障害者は三味線弾きを生業にするので，三味線に使う猫皮が必要になり，ネコが減るのでネズミが増え，ネズミが桶をかじって，桶屋が儲かる，という理論である．言葉の使い方で「無理矢理つなげたこじつけ論」をさすこともあるが，本項では侵襲後に因果関係に則って起こる循環・代謝動態の特徴を知り，予測して対策を立てる重要性について学習してほしい（図）．

侵襲とは組織破壊，つまり身体が傷つくすべてのことをさし，手術・投薬・注射・輸血などの医療行為から，外傷・熱傷・出血などケガに関連するもの，感染症・脱水・飢餓・疼痛・低酸素など病気や症候のほか，不安や恐怖など精神的苦痛まで幅広い．侵襲を受けると，身体は**恒常性**（内部環境を一定の状態に保ち続けようとする働き）を維持しようとして間脳視床下部が活性化し，神経系や内分泌系，免疫機構，代謝に関して急性反応が出現する．この全身的な一連の防御反応を**生体反応**という．

2 循環動態の特徴

侵襲時には出血など直接的な血液損失に加えて，血管の透過性が高まり血管内の液体成分がサードスペースとよばれる「血管内でも細胞内でもない第3の場所」に移動して**循環血液量は減少**する．その結果，血圧や心拍出量，腎血流量が減少し，圧受容体を介して視床下部を刺激してホルモンの分泌を変化させることになる．交感神経系を経てカテコールアミン（アドレナリン，ノルアドレナリン）の分泌を促進し末梢血管を収縮させ**心収縮力や心拍数を増加**させる．同時に下垂体前葉から副腎皮質刺激ホルモン（ACTH）を出して副腎からアルドステロンを分泌，後葉からは抗利尿ホルモン（ADH）を分泌して尿量を減少させ循環血液量を維持する．

3 代謝動態の特徴

生体は侵襲が起こると，それに負けないようにエネルギーを作り出す方向に働く．循環動態の変化だけでなく，痛みや苦痛もカテコールアミンの放出を促進させるが，カテコールアミンはインスリンの作用を抑制するので，肝臓からグルコースを放出させ**血糖を上昇**させる．中枢からのACTHの分泌亢進は，副腎皮質でコルチゾールの放出を高め，糖新生，蛋白質の分解（蛋白異化）や脂肪分解を亢進するのでさらに高血糖が助長される．同時に分解された蛋白質は消費されてしまうため**低蛋白血症**も生じる．よって，これをできるだけ防ぐためにインスリンの持続投与が有効であるとする考え方もある．

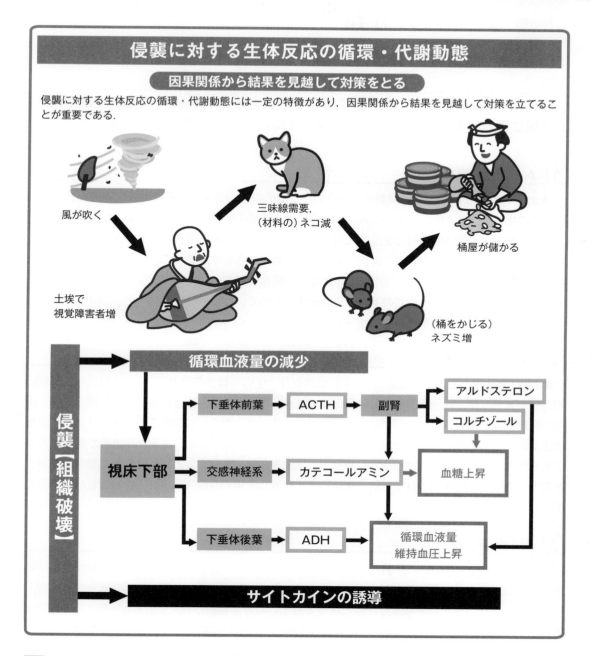

侵襲に対する生体反応の循環・代謝動態

因果関係から結果を見越して対策をとる

侵襲に対する生体反応の循環・代謝動態には一定の特徴があり，因果関係から結果を見越して対策を立てることが重要である．

風が吹く

三味線需要，
（材料の）ネコ減

土埃で
視覚障害者増

桶屋が儲かる

（桶をかじる）
ネズミ増

循環血液量の減少

侵襲【組織破壊】

視床下部

下垂体前葉 → ACTH → 副腎 → アルドステロン／コルチゾール

交感神経系 → カテコールアミン

血糖上昇

下垂体後葉 → ADH → 循環血液量維持血圧上昇

サイトカインの誘導

---

4 ┃ サイトカインの誘導と免疫反応

　侵襲時には，前述のホルモンの分泌を中心とする神経内分泌反応と同時に，サイトカインを中心とした**免疫反応**を生じる．サイトカインとは，抗原が感作リンパ球に結合したときに分泌される蛋白質で，侵襲の情報を細胞間で交換している．2つの異なる役割を担っており，1つは炎症反応を促進する働き（炎症性サイトカイン），もう1つはこれを制御する働き（抗炎症性サイトカイン）である．発熱反応や急性炎症蛋白の産生をはじめさまざまな**生体防御反応**を惹起している．

（笠井史人）

LECTURE 10-2 ムーアの分類

POINT

Moore（ムーア）は，生体が侵襲にさらされたときの神経内分泌，免疫機構，代謝に影響を与える急性の生体反応を4期に分類して報告している．

1 ムーアの分類とは

Moore（ムーア）は，生体が侵襲にさらされたときの神経内分泌，免疫機構，代謝に影響を与える**急性の生体反応**を4期に分類して報告した（**図**）[3]．侵襲は手術や，外傷・熱傷・感染症・脱水・飢餓・低酸素など生体の恒常性を乱す刺激のことで，組織破壊をきたす．いってみれば人の身体に起こる災害のようなものである．災害が起これば通常の生活を維持することができず，その危機的状況に応じて対応を迫られる．段階的な対応を積み重ね最終的には再び平穏な生活を手に入れていくことになる．そこに至るまでの過程をスムーズに進めていくためには，それぞれの段階で起こることを知り，<u>次の段階を予見したサポート</u>を取り入れていくのがよいだろう．

2 第I相（傷害期）

第I相は**傷害期**ともいい，侵襲後2〜4日にあたり，生体侵襲後の高カテコールアミン期である．高血糖や水分貯留，尿細管での水分吸収促進，サードスペースへの水分貯留，筋蛋白質の分解，脂肪の分解促進，糖新生亢進などが起こる．災害でいえば発生直後，着の身着のまま駆け込んだ避難所生活のようなもので，何とか命は助かったものの交感神経緊張により末梢血管抵抗が増大して心収縮性が増加し，心拍数も増加しているという状況を示す．医療介入としては適切な<u>鎮痛・鎮静</u>が有効で，この状況を長引かせずに負担をなるべく軽減して早く次のステージに移行させたい時期である．

3 第II相（転換期）

第II相は**転換期**ともいい，侵襲後4〜7日目に始まり，1〜3日間持続する．神経内分泌反応は鎮静化に向かい，水・電解質平衡が正常化してくる．サードスペースに貯留していた水分が体循環系へ戻り，ナトリウムと過剰な水分は尿となって排出される．侵襲が過大であれば，第II相の発来は遅延し第I相が遷延する．災害でいえば仮設住宅へ引っ越したころであり，ようやく安定の兆しがみえてきたが通常生活はまだほど遠い，という状態である．

4 第III相（同化期）

第III相は**同化期**ともいい，侵襲後1週〜数週の時期である．蛋白質代謝が同化傾向となり，筋蛋白質が回復する時期である．災害でいえばまさに復興が始まったころで，侵襲の程度にもよるが2〜5週間持続し**創傷治癒機構**が促進される．

ムーアの分類

	第Ⅰ相	第Ⅱ相	第Ⅲ相	第Ⅳ相
時期	傷害期 （侵襲後2～4日）	転換期 （侵襲後4～7日）	同化期 （侵襲後1週～数週）	脂肪蓄積期 （侵襲後数週～数カ月）
症候	・無関心，傾眠 ・頻脈（出血） ・体温上昇 ・血圧上昇 ・腸蠕動減弱 ・体重減少	・周囲への関心 ・脈拍・体温正常 ・腸蠕動回復 ・疼痛軽減・消失 ・コラーゲン生成	・バイタル安定化 ・食欲回復 ・便通の正常化 ・蛋白合成正常化 ・窒素バランス正 ・筋組織再合成	・体力の十分な回復 ・体重増加 ・コラーゲン再構築 ・白色瘢痕化
特徴	高カテコールアミン期であり，適切な鎮痛・鎮静が有効である	神経内分泌反応は鎮静化に向かい，水・電解質平衡が正常化する	2～5週間持続し創傷治癒機構が促進される	蛋白質の合成が進み筋肉が再生され脂肪が蓄積されていく

(Moore, 1959)[3]

生体への侵襲を災害に見立てた生活の変化をムーアの分類にあてはめると下図のようになる．

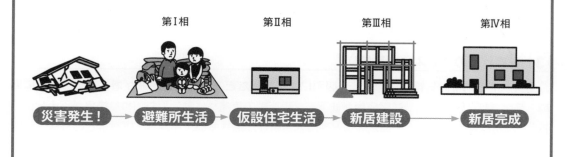

5 │ 第Ⅳ相（脂肪蓄積期）

　第Ⅳ相は**脂肪蓄積期**ともいい，筋蛋白質の合成が進み筋肉が再生されるとともに脂肪が蓄積されていく．侵襲後から数カ月経過し，侵襲後のホルモン変動が消失して体重が増加してくる時期である．災害でいえば街の復興が進み，ようやく人間らしい生活が戻ってきたといえる．

(笠井史人)

LECTURE
10-3

術後アセスメント

POINT

術後合併症の予防と早期回復の促進のため，循環・呼吸・疼痛・不穏（鎮静）・せん妄などについて術後アセスメントを行う．

1 | 術後アセスメントの目的

術後アセスメントの目的は安全な術後管理，つまり術後合併症の予防と早期回復の促進である．そのために，疾患と麻酔方法を含めた術式ごとに起こりやすい術後合併症の知識が必要である．

そして，患者の術前情報と術前アセスメントの収集が済んでいることが望ましい．術前から予測される術後の問題点をもとに，重点的観察ポイントを把握したうえで全体的なアセスメントに臨めば，効率よく深く掘り下げることができる．そのため可能な限り術前リハから介入をしたいところであるが，疾患別区分によって診療報酬対象にならないものもある．

以下にアセスメントの実際について解説する．

2 | 循環動態のアセスメント（表）

手術侵襲により，直接的な出血に加え，体液のサードスペースへの移動による循環血液量の減少が起こる．生体反応としてカテコールアミンの分泌促進，副腎皮質刺激ホルモン（ACTH）を介しアルドステロンの分泌，下垂体後葉から抗利尿ホルモン（ADH）分泌亢進が始まる．

循環血液量を維持するため末梢血管の収縮を促進し，心収縮力や心拍数を増加させるが，心負担が大きくなるため心予備力が低下している状態では心不全に移行しやすい．

また，不安・疼痛などにより頻脈や血圧の変動をきたすため，体液バランスの管理とともに疼痛コントロール，不安を緩和するためのケアが必要である．

3 | 呼吸状態のアセスメント（表）

全身麻酔の術後は気管挿管や麻酔，吸引による刺激などで気道内分泌液が増加する．さらに麻酔・筋弛緩薬により筋力や咳嗽反射が低下し，手術創の疼痛や体動制限も加わり排痰が不十分になる[4]．術後は無気肺・肺炎・肺水腫など呼吸器合併症が最も多い．高齢者・喫煙などのリスクや既存症など術前からのアセスメントの活用が重要である．

4 | 疼痛・不穏（鎮静）・せん妄のアセスメント（表）

従来の心拍，呼吸，体温，血圧に加えて，第5のバイタルサインとして疼痛スケールを，第6のバイタルサインとして鎮静スケールを用いる．そして時間または日単位で変動する認知機能の低下を伴う意識障害として，せん妄を評価する．

しかしながら「痛み」と「不穏」，「せん妄」を連続的にモニターする装置はなく，その評価は患者自身または医療スタッフの主観的評価に頼らざるを得ない．そのためそれらの評価ツールは信頼性と妥当性が検証されたスケールを用いるべきである．

術後アセスメントのためのモニター・スケール

循環	心拍，脈波，心電図	
呼吸	呼吸数，経皮的酸素飽和度，呼気終末二酸化炭素分圧，人工呼吸器モニタなど	
体温	腋窩検温，直腸検温，耳式検温，口腔検温	
血圧 収縮期圧 拡張期圧 平均血圧	非侵襲性血圧測定	手動聴診によるコロトコフ法 振動計測によるオシロメトリック法
	侵襲性血圧測定	動脈内カニュレーションによるA-line法
疼痛	Behavioral Pain Scale (BPS) Critical-Care Pain Observation Tool (CPOT)	
不穏（鎮静）	Sedation-Agitation Scale (SAS) Richmond Agitation-Sedation Scale (RASS)	
せん妄	Confusion Assessment Method for the Intensive Care Unit (CAM-ICU) Intensive Care Delirium Screening Checklist (ICDSC)	

　米国集中治療医学会のPAD管理ガイドラインでは次に挙げる評価スケールの使用を推奨している[5]．
- 「痛み」の評価：Behavioral Pain Scale (BPS) またはCritical-Care Pain Observation Tool (CPOT)
- 「不穏 (鎮静)」レベルの評価：Sedation-Agitation Scale (SAS) またはRichmond Agitation-Sedation Scale (RASS)
- 「せん妄」の評価：Confusion Assessment Method for the Intensive Care Unit (CAM-ICU) またはIntensive Care Delirium Screening Checklist (ICDSC)．

5 その他の術後合併症のアセスメント

　その他の術後合併症として，術後出血，肝機能障害，腎機能障害，感染症，血栓症として深部静脈血栓症や肺塞栓症，皮膚障害，神経障害，精神障害などがあり，これらを網羅した全身のアセスメントを要する．

（笠井史人）

**LECTURE
10-4**

リハビリテーション実施時の留意点

POINT
リハを行う際には必ずバイタルチェックを行ってから始める．安全にリハを行える状態かどうかを把握しておくことが重要である．

1 リハビリテーション治療の適応は？

　急性期や周術期患者のリハは，不安定な病態の患者を対象にしており，運動療法をはじめとした訓練介入は危険を伴うこともある．ただしリハと一言でいってもその分野は広く，手法も多岐にわたる．患者やその家族の教育も広義ではリハの一部であるし，運動療法もベッド上での体位変換や関節可動域拡大を目指した他動運動から，呼吸循環系に大きな負荷のかかるレジスタンストレーニングまで幅広い．つまりリハ自体はすべてのケースに適応があるといえるが，積極的な運動介入を安全に行うためには，<u>治療の適応を吟味</u>する必要がある．

2 運動時の循環反応

　筋の酸素需要に足りる血液を供給するために運動時の循環反応が起こる．交感神経が亢進し，副腎髄質への刺激によってカテコールアミン（アドレナリンとノルアドレナリン）が分泌され，**分時心拍出量が増加**する．激しい運動時の分時心拍出量は安静時の5〜6倍にも増加するが，1回心拍出量よりも**心拍数**の寄与が大きい．運動強度の増加に伴って反射性に交感神経緊張が内臓血管を収縮し，**内臓貯留血が体循環に動員**される．この血流量が大静脈系に移動し，心拍出量の増加に寄与する．運動時の腎血管も内臓血管同様に腎交感神経緊張により収縮し，血流量の減少を生じる．これらの**心臓負荷と内臓の虚血**を理解したうえで運動を計画すべきである．

3 アンダーソン・土肥の基準

　リハを行う際には必ず血圧や脈拍を測るバイタルチェックを行ってから始める．安全にリハを行える状態かどうかを把握しておくことはとても重要であり，そのデータをもとに<u>アンダーソン・土肥の基準</u>（表）[6]に照らし合わせて「Ⅰ．運動を行わないほうがよい場合」「Ⅱ．途中で運動を中止する場合」「Ⅲ．運動を一時中止し，回復を待って再開する」の3つの判断をする．

　しかし，実際の臨床では基準をそのまま活用してしまうと全くリハを行うことができないケースもあり，その場合は個別に考える必要がある．あくまで基準であり，1つの目安として活用するべきである．

アンダーソン・土肥の基準

I. 運動を行わないほうがよい場合

1）安静時脈拍数　120/分以上
2）拡張期血圧　120以上
3）収縮期血圧　200以上
4）労作性狭心症を現在有するもの
5）新鮮心筋梗塞1カ月以内のもの
6）うっ血性心不全の所見の明らかなもの
7）心房細動以外の著しい不整脈
8）運動前すでに動悸，息切れのあるもの

II. 途中で運動を中止する場合

1）運動中，中等度の呼吸困難，めまい，嘔気，狭心痛などが出現した場合
2）運動中，脈拍数が140/分を超えた場合
3）運動中，1分間10個以上の期外収縮が出現するか，または頻脈性不整脈（心房細動，上室性または心室性頻脈など）あるいは徐脈が出現した場合
4）運動中，収縮期血圧40mmHg以上または拡張期血圧20mmHg以上上昇した場合

III. 次の場合は運動を一時中止し，回復を待って再開する

1）脈拍数が運動時の30%を超えた場合．ただし，2分間の安静で10%以下に戻らない場合は，以後の運動は中止するかまたは極めて軽労作のものにきりかえる
2）脈拍数が120/分を超えた場合
3）1分間に10回以下の期外収縮が出現した場合
4）軽い動悸，息切れを訴えた場合

（土肥　豊：片麻痺における心疾患の合併と治療上のリスク．理学療法と作業療法，5（6）：438-441，1971）
（Anderson AD：Arch. of physical Med. and Reh., 45, 140, 1964.）

4 集中治療における早期リハビリテーション～根拠に基づくエキスパートコンセンサス～

　近年，集中治療領域での早期リハが注目されているが，従来は経験的に行われていたことが多かった．日本集中治療医学会早期リハビリテーション検討委員会は，『集中治療における早期リハビリテーション～根拠に基づくエキスパートコンセンサス～』を作成し，早期リハの定義や早期リハの効果，さらには早期リハの禁忌や開始基準・中止基準，早期リハの体制について解説しているので参照されたい[7]．

（笠井史人）

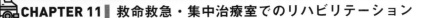

LECTURE
11 - 1

救命救急での
リハビリテーションの役割

POINT

リハによる患者の介助量軽減が，初期治療やケアの負担を減らす．その結果，救命部門の運営を円滑にし，患者の救命につながる．

1 リハビリテーション専門職が忘れてはいけないこと

　救命救急の現場は，スタッフや患者の移動・処置・看護ケアが慌ただしく，かつ患者の病態も非常に多彩で流動的な現場である．また，幅広い層の患者が搬送され，緊急性や重症度の高い患者が多い．

　リハ専門職が目の前にする患者は全員が「今大丈夫でも，何か急激な変化が起こるかもしれない」状態である．たとえば，手足の痺れと歩行困難を主訴に，walk inで入院し，「低カリウム血症による周期性四肢麻痺疑い」となった患者がいたとする．その2日後に四肢麻痺の進行と呼吸不全で挿管下人工呼吸器管理となりICUへ入室，患者はギランバレー症候群と診断された，というような例も決して珍しくはない．

　救命救急の患者には，看護ケア・検査・処置・医師の診察やムンテラ※1はもちろん，多くのコメディカル職による介入が24時間ひっきりなしに行われるため，リハの時間は限られる．そのため，救命救急におけるリハ専門職には**限られた時間内に最大限機能回復を促すことのできる評価・治療技術**が必要である．

　また，入室と退室，一般病棟への転棟も含めた患者の移動が重なり多忙を極める．そのため救命救急チームのメンバーとして，リハ専門職は患者と関わる時間を1分1秒でも確保し，効率よくリハの質と量を担保することが重要である．

※1　患者に，疾患の基礎知識や治療経過に関する情報を伝えること

2 救命救急でリハビリテーション専門職に求められ，期待されること

　救命救急におけるリハ専門職の業務は，じつは救急医の診療と似通った点がある．その共通点を実際の治療に当てはめることで，円滑にリハを進めることができる．救急医はまず患者を目の前にしたとき，生命徴候である**バイタルサイン**を確認する．このなかに意識，血圧，脈拍，呼吸に加えて"体温・尿量・皮膚の色調"が含まれる．次に患者の重症度と緊急度に応じた最善の治療法の選択で患者を選り分けるトリアージ，救命処置，情報収集と診察から検査内容が取捨選択される．その検査の結果，根治的な治療を行うわけだが[1]，リハ診療場面ではどうだろうか．

　救命救急の現場の患者は，意思疎通が図れない，身元不明，疼痛や呼吸困難感で会話が難しい，家族と会えず入院前の情報が取れない，といったケースが多い．特に発症直後や受傷直後は，患者を含めた家族の精神的苦痛も非常に大きい[1]．そのため，まずリハ専門職は事前の情報収集を経て，体温・尿量・皮膚の色調を含めたバイタルチェックと**フィジカルアセスメント**※2を駆使し，迅速に患者の病態を把握する．つまり，頭から足先まで全身を評価するという点で，救急医の診療と似ているのだ．

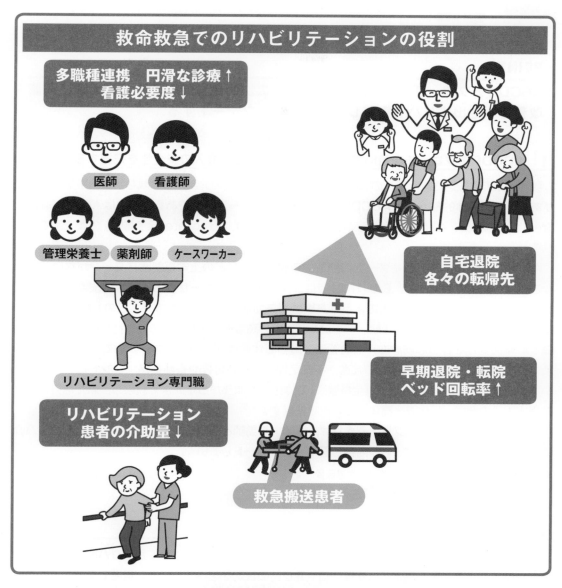

救命救急でのリハビリテーションの役割

多職種連携　円滑な診療↑
看護必要度↓

医師　　看護師

管理栄養士　薬剤師　ケースワーカー

リハビリテーション専門職

リハビリテーション
患者の介助量↓

救急搬送患者

自宅退院
各々の転帰先

早期退院・転院
ベッド回転率↑

　次にリハ専門職は介入すべき**問題点の優先順位**を考慮し，"限られた時間内"で評価を行い介入時に経過の良し悪しを量るために"患者が発するメッセージ"を鋭敏に感じ取り，適切なリハを安全かつ臨機応変に行う必要がある．

　患者の**ADL改善**により，**看護必要度**[3]は減り，患者の転帰や一般病棟への転棟を早期に決定することができる．その結果，次の救急搬送患者を受け入れる準備を救命救急センターは行うことができる．このサイクルを繰り返せば，より多くの重症患者を受け入れて効率よく診療を進めることができ，**ベッドの回転率**が上がる．

※2　視診・聴診・触診を用いた患者の評価
※3　どの程度手厚い看護が必要か，手のかかり具合の指標

（岩田健太郎・西原浩真）

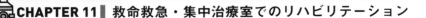

救命救急でのリハビリテーションの実際

POINT

ABCDEアプローチ（一次評価）を用い，二次的合併症の予防と最大限に機能改善を引き出すリハを実践し，内容をアップデートする．

1 ABCDEアプローチを用いて，リハビリテーション介入の安全性を把握する

　救急医療では搬送された患者の診療で，まず生理学的徴候の異常から危険な状態を察知する必要がある．その具体的な方法がABCDEアプローチという一次評価である．これはAirway（気道），Breathing（呼吸），Circulation（循環），Disability（意識），Exposure（全身観察）の頭文字で表される[2]．

　Aの「気道」では，ストライダー[※1]の聴取，奇異性呼吸などの上気道閉塞パターンがないかどうかを視診や聴診で察知する．Bの「呼吸」では，頻呼吸やチアノーゼ[※2]のような低酸素血症の所見や，頭痛，血圧上昇，意識障害のような高炭酸ガス血症の所見に注意する．Cの「循環」では平均血圧が昇圧剤投与下でも低い状態，ペーシング適応の高度徐脈またはその治療待機中，持続する胸痛と心電図変化を伴う心筋虚血，補助循環装置でも体循環が維持されない状態でないかを確認する．Dの「意識」では，頭蓋内圧の亢進，不安定性を有する骨折や脊髄損傷，コントロールされていない痙攣発作に注意する．Eの「全身観察」では患者を頭部から足先まで観察し，新たな外傷やリハ阻害因子の発見，低体温・高体温の有無を把握する[2, 3]．

　各項目において安全性がクリアできれば，医師・看護師と協議したうえで，ベッド上からリハ介入可能となることが大半で，治療内容も日々アップデートしていく．

※1　聴診で聴かれる上気道付近での高調性連続音
※2　低酸素血症で唇・指先・粘膜が青紫色になる状態

2 搬送されるまでのエピソードを知る

　リハ専門職は臨機応変にリハを実施するために，患者が救急搬送されてからリハ開始までの患者像を理解する必要がある．まずは**受傷機転**や発症時の状況を想像することが重要である．

　たとえば，自宅内で腹臥位にて発見された偶発性低体温症の患者が，搬送3日後に意識レベルが改善し，四肢麻痺を認めたとする．この場合，腹臥位で発見された時点で，患者は何らかの要因で転倒し頸椎に過伸展ストレスが生じ，頸髄損傷・体動困難となる．その結果，低体温症となった可能性が考えられる．後々に既往歴で脳卒中があり，普段のADLも伝い歩き，という記載が見つかれば，意識レベル改善のタイミングで四肢の運動麻痺や感覚障害を優先的に評価する行動につながる．

3 生活背景と既往歴のなかからリスク管理のヒントを探る

　救急搬送された患者の治療が進む過程で，治療対象のメインとなる疾患に加えて，**生活背景**や既往歴が相互に影響し合う状況も容易に考えられる．たとえば，くも膜下出血の脳血管攣縮期にtri-

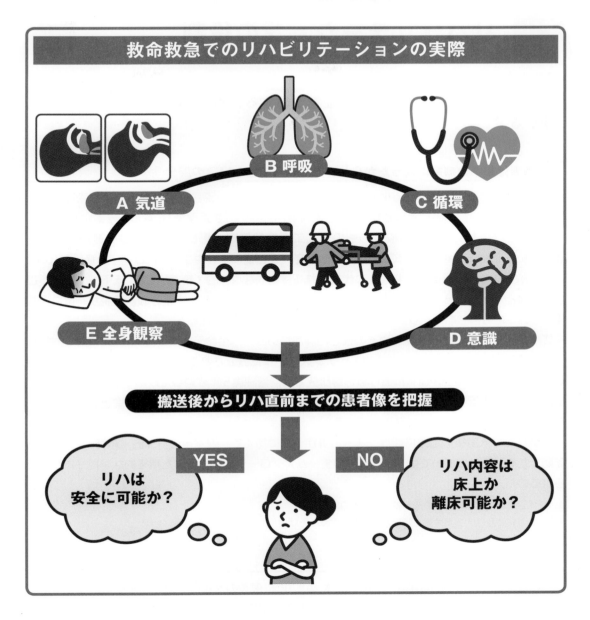

ple H療法※3を行っている患者が，血圧高値，輸液負荷に伴い，既往にある慢性心不全が急性増悪をきたすケースも十分考えうる．

　この場合は，脳卒中患者のリハとして血圧管理に留意し評価・治療内容を進めていくだけでなく，介入中の呼吸状態や全身の浮腫，尿量，体重の推移を把握し，心不全に対する**リスクアセスメント**も同時に考慮する必要がある．このように，リハ専門職は決して主病名だけで患者を捉えるのではなく，**併存症**・生活背景・既往歴に含まれる複数の要素が，現在の患者の全身状態にどのように影響を与えているか理解しつつ，リハを実施する．

※3　人為的高血圧，循環血液量増加，血液希釈

（岩田健太郎・西原浩真）

LECTURE 11-3 集中治療室でのリハビリテーションの役割

ST
国試出題

POINT

集中治療室入室後の二次的合併症を予防するために，ABCDEFバンドルを用いる．

1 患者は集中治療室に入ったからといって安心ではない

　近年，集中治療室（intensive care unit：ICU）の治療環境は深鎮静管理から浅鎮静管理へとシフトしてきており，患者にとってICUは「治療環境」ではなく「生活環境」になってきている．

　また一方で，ICU内では治療そのものや人工呼吸器管理の影響によりICU関連筋力低下[※1]（ICU-acquired weakness：ICU-AW）・せん妄[※2]が容易に生じやすく，ICU退室後症候群（post intensive care syndrome：PICS）に代表される長期的な身体的・精神的QOL低下へつながることも話題となっている．ICU-AW患者は非ICU-AW患者と比較し，人工呼吸器離脱が有意に遅れる[4]といった報告もあり，リスク因子の把握や筋力評価が重要となる．

　さらにICU患者のせん妄発症やその罹患期間が長いほど，生命予後が不良[5]ともいわれており，PICSに関しても具体的な予防方法やエビデンスはいまだ確立されていない．しかし，ICUを退室した重症呼吸不全の生存患者における追跡研究では，退院後5年経過した段階でも復職困難が約3割，うつ病や不安神経症の発症が約5割も存在する[6]という報告もあり，ICU退室後患者の長期的なフォローアップの必要性も高まっている．

　つまりICU入室後の治療に伴う二次的合併症予防に加えて，退室後の身体的・精神的QOL低下を防ぐため，ICUにおいては，多職種でのチームアプローチを基盤とした積極的な早期リハが求められるのだ．

※1　ICU患者に生じる重度の筋萎縮と筋機能の障害
※2　病気により話す言葉や振る舞いが一時的に混乱した状態

2 ABCDEFバンドルを理解する

　近年，ICUでの積極的な早期リハを行うため，「ICU患者の深鎮静を避け，早期に自立した活動を促す人工呼吸器装着患者の管理指針」であるABCDEFバンドル[8]が推奨されている．このAB-CDEFバンドルの6つの構成要素それぞれのアルファベットの頭文字が，ABCDEFとなる．

　Aは「Awaken the patient daily：sedation cessation：毎日の鎮静覚醒トライアル」，Bは「Breathing：daily interruptions of mechanical ventilation：毎日の呼吸器離脱トライアル」，Cは「Coordination：daily awakening and daily breathing, Choice of sedation or analgesic exposure：A＋Bの調整および鎮静・鎮痛薬の選択」，Dは「Delirium monitoring and management：せん妄のモニタリングとマネジメント」，Eは「Early mobility and exercise：早期離床の実践」，Fは「Family engagement and enpowerment：家族へのケア」である．

　従来のICUにおけるリハは，人工呼吸器装着後に生じた肺合併症に対する肺理学療法が主体であった．しかし，近年は患者を早期に覚醒させ，自発呼吸で能動的に動けるように促し，肺合併症

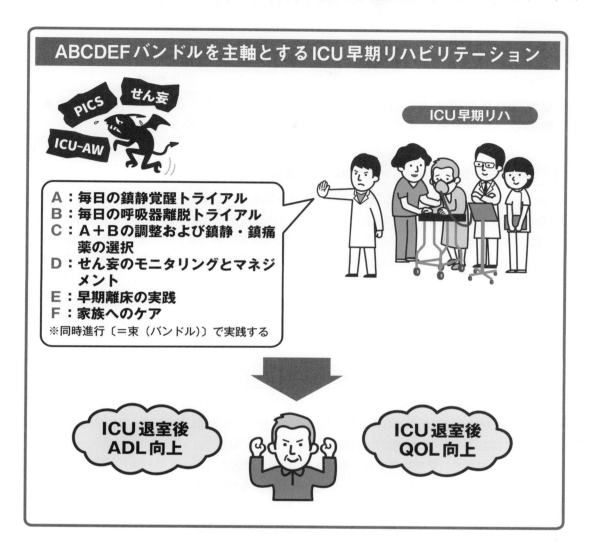

ABCDEFバンドルを主軸とするICU早期リハビリテーション

PICS　せん妄　ICU-AW

ICU早期リハ

A：毎日の鎮静覚醒トライアル
B：毎日の呼吸器離脱トライアル
C：A＋Bの調整および鎮静・鎮痛薬の選択
D：せん妄のモニタリングとマネジメント
E：早期離床の実践
F：家族へのケア
※同時進行〔＝束（バンドル）〕で実践する

ICU退室後
ADL向上

ICU退室後
QOL向上

を予防することがリハの中心となっている．そのために「疼痛」「不穏」について定期的に評価し，鎮痛剤予防投与や浅めの鎮静管理によって，ICU患者の訴えを明確にすることが必要である．さらに，対象患者の高齢・認知症・昏睡の既往・外傷等の危険因子を把握し，せん妄の有無を定期的に評価することで，適切な時期にリハ介入する．ABCDEFバンドルを実践し多職種チームアプローチを行うことでICU患者へ早期離床を図ると，せん妄発症と持続時間が減少するだけでなく，ICU退室後の機能的自立度までも改善し[8]，死亡率低下やせん妄のない日数の増加が得られる[9]とされ，その重要性が示されている．さらに，PICSを予防するためにICU退室後の家族の協力が必要になるため，ICU入室中から家族へのケアを忘れてはならない．

　バンドルは「束」を意味する．重要なのはバンドルの各要素を個別に行わず，同時進行（＝束）でICU早期リハを実践することである．

（岩田健太郎・西原浩真）

LECTURE
11-4

集中治療室でのリハビリテーションの実際

POINT

早期リハを実践するには，チーム医療が必須である．そのために"何が阻害要因で，どうすれば実践できるのか"を前向きに話し合う．

1 各々の治療環境におけるICU早期リハの実践

わが国においては，2017年に『集中治療における早期リハビリテーション～根拠に基づくエキスパートコンセンサス』(日本集中治療医学会早期リハビリテーション検討委員会) が発表された．これは，経験の浅い医療スタッフが多い施設や，ICUで早期リハを実施する予定の施設では有用である．内容には，ICUでの早期リハの**安全性**や，ICUでの早期離床・運動の禁忌事項，早期離床の開始基準・中止基準なども含まれる[10]．あくまで標準的な治療指針であり，各施設においては一定の開始・中止基準に加えてICUにおける**リハプロトコル**[※1]を，先行研究をもとに活用したり施設独自に作成したりし，**標準化**に努めることも重要である．

※1　ある事項の手順を取り決めた規約のこと

2 早期リハビリテーション実践のためのチーム作り

ICUにおける早期リハの重要性や必要性は，前述のとおり徐々に国内で認識されつつある．しかしながら，ICUにおける標準的な早期離床の必要性や重要性を理解しながらも，リハに対する多職種の連携や協働には多くの課題や問題があるのが実状である．

先行研究において，**早期離床**を進めるうえで「患者の要因」，「チームの要因」，「組織要因」の3つで区分される障壁や阻害因子があり，それらを解決する対策を実践する必要がある[11]との報告もある．ICUは，多職種が連携して共通の目標に向かい，それぞれの知識を持ち寄る現場だからこそ，職種間のコンフリクション[※2]やコミュニケーションエラーが生じやすくなる．

いかに効果的な**多職種連携**を基盤としたチーム作りを行うかが，標準的な早期離床を展開するための第一歩となる．続いてそのチーム内で協議し，個々のICU患者に応じたリハ実践の最善策を考える必要がある．

※2　意見や利害の衝突，葛藤，対立が生じること

3 ICUにおける早期リハビリテーションシステム構築の重要性

さらに，チーム作りだけでなく，ICU早期リハ実践を円滑に行うためには「**効率的な早期リハ処方システム**」と「**多職種での情報共有と連携のシステム**」を確立する必要がある．

まず「効率的な早期リハ処方システム」については，ICU内の全患者に対し，リハ専門職種・医師・看護師の3者でのリハ回診を行うことが必要である．これによってリハの処方忘れを察知するだけでなく，適切なリハ開始時期とモニタリング指標や，治療経過に合わせた前向きな安静度の拡大が可能となる．しかし，患者によっては医師の"治療"が最優先となることもあり，リハでは解決できない問題も多々あることを理解し，医師・看護師と協議したうえで早期リハを展開していく

チーム医療の阻害因子・障壁と解決に向かう話し合い

患者の要因

生理学的不安定（循環動態，呼吸，神経），鎮静，意識障害，せん妄・不穏，精神状態，疼痛，医学的手技・指示，患者の拒否・不安

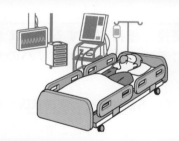

組織要因

多忙，スタッフ不足，スタッフが応対できない，道具とリソースの不足，時間的制限，資金の不足

チームの要因

チームにICU早期リハをやろうとする文化がない，コミュニケーションの不足，リーダーシップの不足，チームメンバーの切り離し，経験不足のスタッフ，計画や協働の不足，見通しが不明確，大腿静脈ライン挿入中，病棟への早期転出

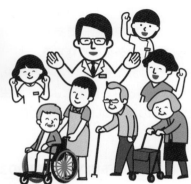

チームアプローチで障壁や阻害要因の解決策を考え，実践する

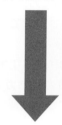

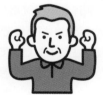

患者・家族が幸せになる

必要がある．

　次に「多職種での情報共有と連携のシステム」については，共通の目標を見据えたリハ専門職・医師・看護師の3者での合同カンファレンスや，日勤帯の看護師の申し送りにリハ専門職が参加し，具体的なリハの時間調整と介入内容について協議することが必要である．特に，日勤帯の看護師の申し送りでは患者ごとに1日のスケジュールや看護師の配置と人数が明確に提示されるため，リハ介入を"治療の1つとして"スケジュールに組み込むことができる．

　しかし，施設の環境やマンパワーによってはこれらの実践が難しい場合もある．そのため，可能な範囲でICUの専任・専従リハスタッフ配置や，代表者1名がカンファレンスや回診に参加することで解決を図る．

（岩田健太郎・西原浩真）

CHAPTER 12 高度急性期リハビリテーションの実際

LECTURE
12-1

急性呼吸不全患者に対する
リハビリテーション

POINT

急性呼吸不全では，ガス交換を維持改善することで全身管理を支持し，病態
の悪化や合併症を可及的に予防することが，リハの大きな目的である．

1 急性呼吸不全の基礎となっている病態とその管理状況を把握する

呼吸不全とは，動脈血に含まれるガス（主に酸素と二酸化炭素）が異常な値を示し，そのために
生体が正常な機能を営むことができない状態と定義されている．

生体に対する何らかのストレス（侵襲）が加わった場合，最もその影響を受けやすい臓器・系は，
肺と心臓・呼吸と循環である．なかでも肺は生体に対する酸素の取り入れ口であり二酸化炭素の排
出口であると同時に，つねに外気に触れ，また，大量の血液がその中を循環してガス交換を行う，
非常に高性能かつ繊細な臓器である．その機能障害は全身の組織臓器系の障害，ひいては心身活動
の障害ならびに生命予後に直結する．

急性呼吸不全は肺の感染症である肺炎や，それ以外にも手術や外傷あるいは陽圧人工換気などさ
まざまな生体侵襲となる原因によって発生するため，まず，なぜ呼吸状態（すなわち**ガス交換**）が
障害されているのかについて，そして医学的治療を中心とした呼吸管理状態について理解する必要
がある．

2 急性期合併症の予防と全身管理の支持に努める

急性呼吸不全の状態では一般に，肺胞に到達する換気量が不足していたり，肺の中でも換気がよ
い部位と血流が良好な部位との比率（**換気血流比**）が不良であったり，肺胞内の空気と肺血流との
距離が開大することでガスの拡散能力が制限されるなどしてガス交換が不十分である．このような
状態の患者は身体の運動が制限されていたり意識状態が不良であったりする場合も多いので，自分
ではこれらの状態を改善できない場合も多く発生する．さらに，重症例では人工呼吸器を用いる
が，生理的な自発呼吸は陰圧呼吸であるのに対して，多くの人工呼吸器は陽圧人工換気であり，非
生理的な換気がかえって肺を傷害することや，感染症が多く発生することも知られている．

こういった状態にある患者に対して，体位管理や肺胞の換気改善，気道分泌物（痰）の排除，さ
らに座位保持や起立歩行のような離床を積極的に進める**（呼吸）理学療法**は，肺炎や無気肺あるい
はその他の肺および全身合併症を回避して，早期にADLを回復して社会復帰するための治療とし
て大きな役割を担っている（図）．

3 長期的な二次予防が目標である

人工呼吸器を使うような，集中治療を要する重症患者では，無気肺や肺炎ならびに人工呼吸器関
連肺炎（ventilator associated pneumonia：VAP）といった呼吸器合併症のみならず，原因が特
定できない弛緩性の筋力低下（intensive care unit acquired weakness：**ICU-AW**）が発生した
り，ICU を退室した後にも呼吸機能の低下や神経や筋の機能異常であったり，記憶や注意力と

ガス交換を維持・改善して合併症を予防するための早期介入

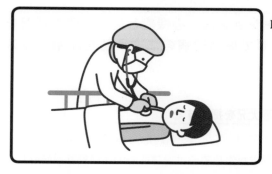

聴診に基づき呼吸理学療法を立案・実施する

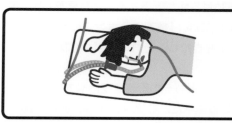

ガス交換を維持・改善し，排痰の効果がある体位の管理を行う

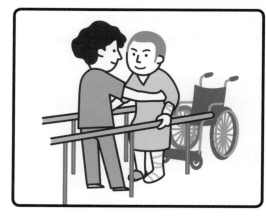

起座や離床は呼吸や循環機能にも優れた効果を有する

いった認知機能面の低下や，心的外傷後ストレス障害(post-traumatic stress disorder：PTSD)，うつ症状などを複合的に症候群として生じたり，かつ遷延したりすることがある．そのため，これらを**集中治療後症候群**(post intensive care syndrome：<u>PICS</u>)とよんでいる．これらの合併症を回避し患者が回復した後にも，再入院を要するような重症病態の発生や生存率の低下が生じ得るため，長期的に疾患の増悪や発生を抑制することが目標となる．これは二次予防とよばれる．急性呼吸不全の状態を早期に脱するだけでなく，継続的な二次予防を行うことが理学療法の目的である．

（木村雅彦）

急性心不全患者に対する
リハビリテーション

POINT
急性心不全患者に対するリハビリテーションは，心機能と循環動態の状況を把握し，運動機能や認知機能を維持して循環器病の二次予防を開始するスタートラインである．

1 急性心不全の基礎にある病態とその管理状況を把握する

　今日の『急性・慢性心不全診療ガイドライン』[1]では，心不全とは「なんらかの心臓機能障害，すなわち，心臓に器質的および／あるいは機能的異常が生じて心ポンプ機能の代償機転が破綻した結果，呼吸困難・倦怠感や浮腫が出現し，それに伴い運動耐容能が低下する臨床症候群」と定義されているが，その前身の『急性心不全ガイドライン』においては，「急速に心ポンプ機能の代償機転が破綻し，心室拡張末期圧の上昇や主要臓器への灌流不全をきたし，それに基づく症状や徴候が急性に出現，あるいは悪化した病態」と表現されていた．

　生体に対する何らかのストレス（侵襲）が加わった場合，最もその影響を受けやすい臓器・系は，肺と心臓・呼吸と循環であることはLECTURE12-1でも述べた．心臓は，生体における酸素やその他の必須物質を搬送する血液を全身に循環させるポンプの役割を有する，非常に高性能かつ繊細な臓器であり，その機能障害は全身の組織臓器系の障害ひいては心身活動の障害ならびに生命予後に直結する．すなわち，いわゆる**急性心不全**の状態は，心機能を低下させる疾患や病態が急速に発生あるいは増悪して，必要な循環機能が維持できない状態である．

　急性心不全の状態を理学療法が単独で改善させることは，現実的には困難である．理学療法評価や治療は病態とその重症度を把握し，適切な診断と治療がなされた状態にあることを確認するところから始まると考えるべきである．

2 急性期合併症の予防と全身管理の支持に努める

　心不全状態では，その原因となった疾患と，その治療に関する情報を収集する必要がある．心臓は全身および肺に血液を送るポンプであるため，収集すべき情報として心電図や心臓超音波その他の画像検査や心臓カテーテルを用いた造影検査，血液検査成績などの心臓の臓器機能についての指標と，心拍出量や血圧・心拍数など血行動態の指標が挙げられる．さらに身体所見（フィジカルアセスメント）や，実際に身体を動かした際の反応などの情報を追加して，評価と治療を同時に進行することが必要となる．

　今日では代表的な循環器疾患に対して段階的に運動負荷量を漸増する**標準プログラム**が整備されているが，その適応や進行の可否の判断は重要な決断であり，前日あるいは前回介入時との所見も比較しながら詳細に経過を把握して判断する．

3 長期的な二次予防が目標である

　心不全患者ではさらなる心疾患や**脳血管障害**を含む心血管疾患（**循環器病**）を発症することも多

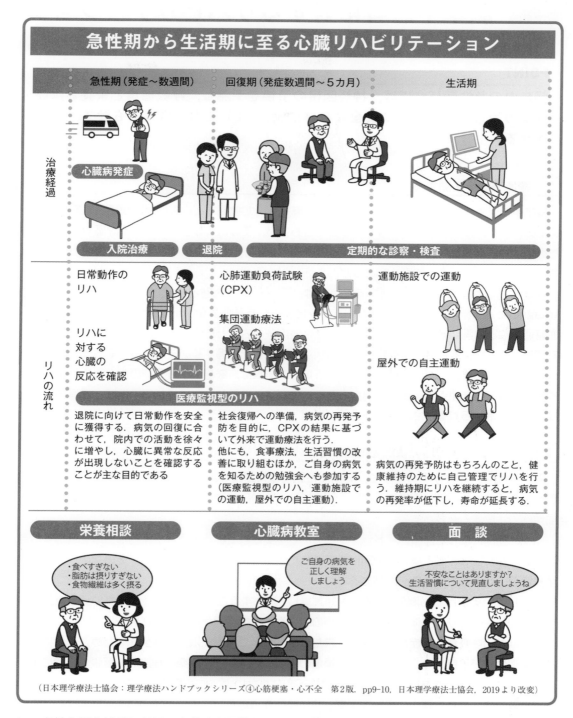

急性期から生活期に至る心臓リハビリテーション

急性期（発症〜数週間）	回復期（発症数週間〜5カ月）	生活期

治療経過

心臓病発症

入院治療 ┃ 退院 ┃ 定期的な診察・検査

リハの流れ

日常動作のリハ

リハに対する心臓の反応を確認

心肺運動負荷試験（CPX）

集団運動療法

運動施設での運動

屋外での自主運動

医療監視型のリハ

退院に向けて日常動作を安全に獲得する．病気の回復に合わせて，院内での活動を徐々に増やし，心臓に異常な反応が出現しないことを確認することが主な目的である

社会復帰への準備，病気の再発予防を目的に，CPXの結果に基づいて外来で運動療法を行う．
他にも，食事療法，生活習慣の改善に取り組むほか，ご自身の病気を知るための勉強会へも参加する（医療監視型のリハ，運動施設での運動，屋外での自主運動）．

病気の再発予防はもちろんのこと，健康維持のために自己管理でリハを行う．維持期にリハを継続すると，病気の再発率が低下し，寿命が延長する．

栄養相談

・食べすぎない
・脂肪は摂りすぎない
・食物繊維は多く摂る

心臓病教室

ご自身の病気を正しく理解しましょう

面談

不安なことはありますか？
生活習慣について見直しましょうね

（日本理学療法士協会：理学療法ハンドブックシリーズ④心筋梗塞・心不全　第2版．pp9-10, 日本理学療法士協会，2019より改変）

い．急性心不全状態における合併症を回避したり，回復した後においても，患者に再入院を要するような重症病態が発生することや生存率の低下が生じる可能性に注意すべきである．

　したがって理学療法は，急性心不全の状態を早期に脱することだけでなく，リハを継続して疾患の増悪や発生を抑制する**二次予防**を，長期的な目標とする必要がある．　　　　　　（木村雅彦）

LECTURE
12 - 3

脳卒中患者に対するリハビリテーション

POINT

脳卒中の急性期リハでは，神経回復の予後を予測し，呼吸循環と栄養および感染の管理を考慮しつつ安全な身体活動と ADL 能力を再獲得させて，継続させる．

1 機能予後を予測する

　脳卒中に代表される脳損傷患者においては，麻痺や認知機能などの機能障害が残存することも多いため，リハが長期的に治療の中心となる場合も多い．このような患者に対する評価や治療を行うためには神経学的な病態の理解に基づく予後予測が必要で，さらに併存疾患や生活習慣，その他の環境などの影響を考慮して進める必要がある．

　神経学的な回復の予後を予測するためには，現在に至る病歴と症状および頭部磁気共鳴画像 (magnetic resonance imaging : MRI)，コンピュータ断層画像 (computed tomography : CT)，血管造影などの画像をはじめとする所見や急性期治療の内容とその効果判定といった情報を時系列で整理し，さらに既往歴や併存疾患とその状況との関係を把握する必要がある．そして，その予後についても，機能的にも完全回復を目指せる場合もあれば，厳しい予後予測のもとに合併症を回避するための戦略を重点的に要する場合もある．機能予後を予測し，目標までの期間と過程を最短化することが求められる．

2 脳および全身管理の状況を把握する

　脳卒中 (脳血管障害) といっても，脳出血と脳梗塞に対する治療は方法論や目標設定も，管理指標も異なる．また，抗凝固療法を用いる場合には，他の部位やリハにおける身体接触や外傷での出血傾向に注意する必要がある．

　個々の症例に応じて診療ガイドラインにおいて推奨されているような標準的な治療を適応すべき場合と，合併症などを考慮して個別に設定された治療を実施する場合がある．そのため，脳および全身管理の状況を把握する必要がある．

　臥床しているだけでも肺活量 (機能的残気量) が減少することに加えて，脳損傷による意識障害や無呼吸が生じたり，生体を防御するための嚥下や咳嗽の反射が低下した状態では，容易に無気肺や肺炎などの呼吸器合併症が発生する．また臥床によって循環血液量が減少するため，離床に際しての循環応答が不良になることもある．褥瘡の予防のみならず，麻痺の程度や筋緊張の異常によって生じやすい不良肢位を回避して，将来的な不利益がないように注意する必要がある．そのため，理学療法では，全身管理中の呼吸理学療法や良肢位保持ならびに拘縮予防の関節可動域運動から開始することも多く，医学的治療管理計画に従って早期に座位や起立および移乗や歩行といった ADL 能力の拡大を図る．

　作業療法では，特に上肢や高次脳機能に対する評価を行い，合併症の予防を図りつつ，早期の ADL 能力の回復を図る．

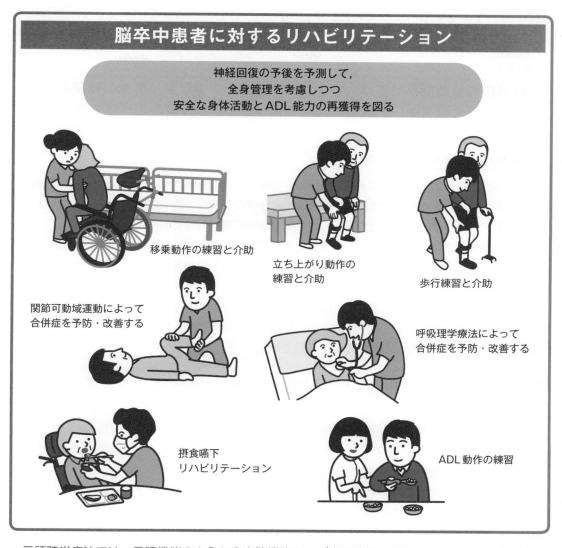

言語聴覚療法では，言語機能のような高次脳機能および嚥下機能の評価を行い，誤嚥を予防しつつ栄養状態の改善や円滑なコミュニケーションを得るための介入を図る．

3 ┃ 急性期合併症を予防して，早期の社会復帰と二次予防を図る

このように，急性期から予後予測に基づいてリハを展開し，呼吸・循環・運動器および神経系の合併症を予防する．また，早期に座位およびADL能力ならびに言語や摂食嚥下機能の評価，練習を行って，自立ないし介助量を軽減できるようにする必要がある．

脳卒中患者は急性期および回復期を経て自宅や長期滞在施設での生活期に移行する．リハは長期にわたってシームレスに継続される必要があり，その目標は，生活期にも運動機能や動作能力，認知機能を維持向上すること，そして血圧や生活習慣の管理を徹底して，脳血管障害の再発やその他の心血管疾患の発生を予防することである．

(木村雅彦)

LECTURE 12-4 重症熱傷患者に対するリハビリテーション

POINT

重症熱傷の急性期リハでは，呼吸循環動態の不安定状態，高度の侵襲と感染症に伴う異化の亢進，創傷治癒過程によって生じる障害を最小化する．

1 侵襲と臓器障害の程度を把握する

熱傷とは，主に熱エネルギーによって，皮膚や粘膜といった生体の最前線にあるバリアが損傷された状態である．広範囲に深達性の熱傷を負うと，体液の保持が困難になったり重症の感染症を生じたりして生命予後が極めて不良になる．重症度の極めて高い外傷である．

また，気道熱傷をはじめとする，合併する外傷や疾患も考慮しなければならない．これらの**侵襲**が大きいほど大きな生体の反応が必要となるため，異化の著しい亢進が生じて患者は消耗し，長期的にも栄養状態や身体組成に大きな影響を及ぼす．

重症熱傷の急性期管理では，まず，受傷機転および深達度と熱傷受傷面積，熱傷指数，熱傷予後指数といった，熱傷そのものによる侵襲の程度に加えて，呼吸循環，腎，脳，肝，消化管などの各臓器における障害の程度を把握することが重要である．

2 長期的に進行する瘢痕拘縮と機能予後の予測に基づき障害の最小化をデザインする

体表面積の60％を超えるような重症広範囲熱傷の生存率は40％に満たない．そして生存しても，身体障害が高度に発生する可能性が高い．熱傷によって直接皮膚，血管，神経および筋や骨までもが直接損傷されるだけでなく，浮腫によって生じるコンパートメント症候群(☞LECTURE9-2)などの循環障害も，運動機能を大きく低下させるためである．

また，深達性Ⅱ度およびⅢ度熱傷の部位では壊死組織の自己修復が困難であることから，外科的に壊死組織を除去したうえで皮膚組織の移植による創傷治癒を図る．その場合，創傷治癒の過程は瘢痕拘縮形成の過程と同じであるため，熱傷創の部位を中心に発生し年単位の経過で進行する瘢痕拘縮は不可避である．

重症熱傷患者に対するリハは，**良肢位保持**，**関節可動域運動**，筋力トレーニング，離床およびADL練習，呼吸理学療法や摂食嚥下療法など，理学療法と作業療法ならびに言語聴覚療法が連携して，受傷直後から全身管理の支持療法として，つねに瘢痕拘縮の進行や身体機能の予後予測を行い，継続的に行う必要がある．

3 急性期合併症を防止し，慢性期の障害を最小化する

重症熱傷は究極の侵襲であり，早期の社会復帰を図った後も長期にわたって**栄養障害**や**瘢痕拘縮**に対するリハが必要である．切断，瘢痕，顔面熱傷による外貌を損なうことも患者の生活の質(QOL)に大きく影響する．

急性期の合併症を予防し，慢性期の障害を最小化することが，予後を改善して長期のQOLを保つことにつながる．

(木村雅彦)

広範囲重症熱傷患者における生体侵襲

受傷　　手術　　　　　　　　　　　　　　　社会復帰　　修正手術

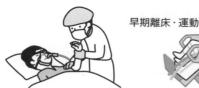

術前コンディショニング

早期離床・運動

手術（術後肢位）の管理

ADL拡大

社会復帰への援助

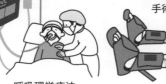

呼吸理学療法

良肢位保持

熱傷受傷面積，熱傷指数，熱傷予後指数

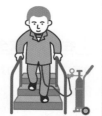

本人の手掌面積が体表面積の1%

熱傷面積：Ⅱ度（浅達性・深達性とも）＋Ⅲ度面積の合計（%）
熱傷指数（Burn Index：BI）：Ⅱ度（浅達性・深達性とも）の1/2＋Ⅲ度面積の合計（%）
熱傷予後指数（Prognostic Burn Index：PBI）：Ⅱ度（浅達性・深達性とも）の1/2＋Ⅲ度面積＋年齢の合計（%）

（塩野，2014）[5]

熱傷の深達度

分類	皮膚の断面	障害組織	生態の変化	外見	症状	治癒期間	治癒機転
Ⅰ度		表皮（角質層）	血管拡張充血軽度浮腫	発赤紅斑	疼痛熱感	数日瘢痕形成なし	基底層の増殖による．放置しても自然治癒する．
浅達性Ⅱ度（ⅡS）		表皮（基底層）（有棘層）	血管透過性の亢進	水泡底が発赤	強い疼痛灼熱感	1〜2週間瘢痕軽微色素脱失	毛嚢・皮脂腺・汗腺細胞の表皮細胞化により治癒する．
深達性Ⅱ度（ⅡD）		真皮（乳頭下層）（乳頭層）	血漿の血管外漏出浮腫・水泡	水泡底が蒼白	知覚鈍麻	3〜4週間以上	残存汗管・周囲表皮から上皮化が起こり，瘢痕の肥厚化・拘縮を伴ってしだいに創閉鎖するが，感染やさらなる血流障害を伴うとⅢ度に移行する．
Ⅲ度		皮下組織真皮全層	血管破壊血管内血球破壊血流途絶	壊死白色	無痛性	広範囲の場合は感染と創部状態に応じて壊死組織除去および植皮術が必要	創部の収縮と，周囲皮膚が潰瘍面の肉芽組織上へ上皮化することによる創閉鎖機序が作動する．自然治癒は望めない

「木村雅彦：熱傷，臨床実習フィールドガイド（石川朗，内山靖，新田収編），改訂第2版，p497，2014，南江堂」より許諾を得て改変し転載

LECTURE 13 – 1　在宅での安全管理

POINT

対象者の日頃の症状や全身状態を把握しておき，身体所見や本人の訴え，生活全般に関する状況や様子から，通常との変化を捉えることが必要である.

1　在宅での安全管理とは

在宅でのリハの対象者は高齢者が多く，体調変化を感知していない，あるいは自覚できてもうまく伝えられないことが多い．さらに一人暮らしや高齢世帯では，体調や病状の変化の発見が遅れることもある．その原因には，疾病だけでなく生活の要素が多く含まれていることに注意する必要がある．たとえば，食事や水分の摂取，服薬，気温や室温・湿度，**医療福祉関連機器**を含めた**生活環境**，社会的な出来事による心理的影響など多くの要素が関係している．特に在宅高齢者は，症状が安定していてもさまざまな要因が基礎疾患に影響を及ぼし，合併症を引き起こしやすい．在宅での安全管理ではさまざまな徴候への配慮が必要となり，関係する要因を推測しながら早期に対応することが求められる.

2　どのような変化が考えられるか

①体調悪化の徴候

発熱や血圧の変動といったいわゆる**バイタルサイン**の変化や，自覚症状として気分不快(腹痛や嘔吐など)，筋肉や関節の痛み，胸痛，さらに観察所見として浮腫，呼吸の状態，消化器系の症状(下痢や便秘など)，脱水症状，投薬による副作用，認知機能の低下，意識レベルの低下などの変化が，体調悪化の徴候として挙げられる.

急変では，脳梗塞，肺塞栓，虚血性心疾患，痙攣，低血糖・高血糖，ショックなど，病状悪化や再発，また新たな疾病の発症などが考えられる.

②事　故

転倒・転落，誤飲・窒息，外傷，チューブの抜去，福祉用具や医療機器の不具合など予期せぬ事態が考えられる.

3　どのような管理が必要か

①病状や心身に関する管理

バイタルサイン(意識，呼吸，脈拍，血圧，体温)，動脈血酸素飽和度，視診(表情，肌の色，皮膚の状態など)で変化をみる．また，日々の自覚症状を聞き取りながら，客観的な身体的観察を続け，症状によって心音や腹部の聴診をし，**状況に応じたリハビリテーションを実施**する．精神・心理面の変化は見逃されることが多く，会話の内容や反応から気づくことも多いので，発言には注意し心情の変化を聞き取ることが重要である．症状の急変が考えられる場合，生命の危機や入院治療が必要な場合もあるため，担当看護師や医師へ緊急時の連絡・報告をその場で実施する．危険を予知するリスク管理や対処方法は，チームで共有することが大切である.

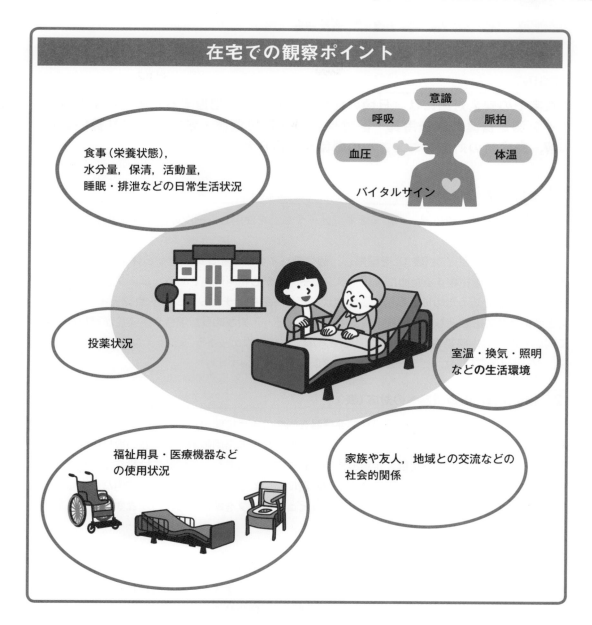

在宅での観察ポイント

食事（栄養状態），
水分量，保清，活動量，
睡眠・排泄などの日常生活状況

意識
呼吸　　　　脈拍
血圧　　　　体温
バイタルサイン

投薬状況

室温・換気・照明
などの生活環境

福祉用具・医療機器など
の使用状況

家族や友人，地域との交流などの
社会的関係

②日常生活や生活環境に関する管理

　食事（栄養状態を含む）や水分摂取，排尿・排便，睡眠，内服薬，保清（口腔ケアを含む）の状況
を確認することは，病状の悪化だけでなく**フレイル予防**にもつながる．季節の変わり目や気候に
よって，室内温度，冷暖房器具を適切に管理できないことが多いため，服装や寝具に注意すること
や食品の管理などに気配りすることが**感染予防**につながる．室内の照明や室内の整理整頓は，**転倒
予防**につながる．また，ベッド，車椅子などの福祉用具や在宅人工呼吸器などの医療器具の使用状
況の確認・メンテナンスなども重要であり，日頃から生活全般の管理を心がけることが多くの**イン
シデントやアクシデントの防止**につながる．

（長倉寿子）

必要な準備・器具

POINT
在宅での安全対策には，日頃の症状や全身状態を把握するためのバイタルサイン測定器具，福祉用具・医療機器の非常用電源・緊急時の取り扱いの理解，急変時の対応マニュアルの準備が求められる.

1 体調管理

血圧計，体温計，聴診器，パルスオキシメータなどを使用し，日々の**バイタルサインを管理**する.

正常のバイタルサイン（**表①**）を理解し，個々のバイタルサインの変化から体調の異変を判断する.呼吸の状態を把握するために，ピークフローメータも利用可能である.リスク管理の方法や観察から危険度を知るために，転倒や脱水症状などの一般的なチェックシートやフェイスシートも，対象者に応じて必要となる.体調不良による嘔吐など，汚染があった場合や感染症が疑われる場合に対応するため，**感染症対策**として消毒用アルコール，ウェットティッシュ，マスク，使い捨て手袋，シート（エプロン），ビニール袋なども準備しておくとよい.

2 福祉用具・医療機器への対応（表②）

在宅療養患者はさまざまな**医療福祉関連機器**を当然のように使用しており，電源を必要とする機器も多いため，故障や停電の際に慌てないように普段から非常用電源や緊急時の取り扱いについて理解しておく.喀痰吸引器には，足踏み式や手動式のものもあり，停電時には役立つ.それもなければ，注射器を用いて痰を吸い取る.人工呼吸器についても，停電に備えて非常用バッテリーとして外部バッテリーインバーター，発電機，アンビューバッグを準備するよう指導する.

3 急変・緊急時の対応マニュアルの整備

在宅訪問時にアクシデントが発生した際のフローチャートを準備しておく，医師の指示書の注意事項や**緊急時の連絡先**を見えやすいところに掲示するなど，家族とともに確認しておく.また，家族などに適切な申し送りができるよう在宅支援チームで**緊急時の対応マニュアル**を作成しておく必要がある.

感染症は高頻度に遭遇する問題であり，感染症の流行状況とその特徴について知識が必要となる.流行性の感染症への対策についてもマニュアル化しておくことが望ましい.状態変化や事故などへの適切な対応ができるだけ速やかに実施できるシステム作りが重要である.

(長倉寿子)

①バイタルサインの正常値

意識レベル	Japan Coma Scale（3－3－9度方式）	
呼吸	12～20回/分	
脈拍	60～85回/分	100回/分以上：頻脈 60回/分以下：徐脈
血圧	収縮期血圧120～130mmHg 拡張期血圧80～85mmHg	
体温	36～37℃	

バイタルサインは生命徴候ともよばれ，一般的には意識，呼吸・脈拍・血圧・体温のことをさす．これらは身体の異変を速やかに反映する極めて重要な指標となる．

②在宅における福祉用具・医療機器取り扱いの留意点

福祉用具	車椅子，移動用リフト，電動ベッド，エアマットレス，意思伝達装置など電源を必要とする福祉用具	・電動ベッドやリフトなど，操作途中で電源がOFFになり戻せなくなった場合，手動に切り替えられる用具もある．普段から確認して手動操作に習熟していると災害時に慌てなくてすむ． ・エアマットレスは，空気の流出を防ぐ対応やバルブを取り付け手動空気注入ができるタイプなどがあり，再設定の方法などについても確認しておく．また使用できない場合は，体位交換について家族に指導する． ・各福祉用具の安全性は，取り扱い説明書を確認し，誤使用の防止，停電時の対応，故障時のメーカ連絡先等を把握しておく．
医療機器	肺痰補助装置 ＊機械による咳介助 MI-E（mechanical insufflaction-exsufflaction）	・副作用の症状に注意して観察をする． ・時に痰が気管支や中枢主気管に上がってきて，気道を大きく塞いで窒息の危険がある場合など，緊急の対応には医師の指示を仰ぐ必要がある．体位交換や吸引での気道確保など対応を確認しておく． ・バッテリー装備のものを使用していることが多く，停電時は非常用電源を使用するものも1つの方法であるが，バッテリーの機能がどの程度残っているのか普段からテストしておく．
	人工呼吸器	・機種の設定条件を把握しておく． ・日頃から気管チューブの位置や閉塞がないか，呼吸音，器材の異常がないかの確認は必要である． ・アラームが鳴った場合は，慌てず，まず呼吸状態など対象者の状態を確認し，アラームの表示から対応できることを抽出する．確認できない場合はアラームを停止させない．対応できない場合は，訪問看護師やかかりつけ医に連絡をする．

LECTURE 13-3　緊急時の判断基準

> **POINT**
> 症状や全身状態に変化があれば，緊急時には即座に情報収集を行い，訪問看護師に連絡し，かかりつけ医へ報告・相談する．また，対象者には受診を促すことが必要となる．さらに容体が悪化する場合は，救急対応が要求される．

1　症状がわかっている場合

　バイタルサインを測定する際には，基準値の把握以外にも，普段のバイタルサインの値と測定時の値に大きな変化がないかを確認することが大切である．たとえば，風邪など原因がはっきりしている発熱の場合は医師の指示に従うが，症状が継続する場合は，脱水症状に注意しながら経過をかかりつけ医に報告・相談する．在宅高齢者では，脱水症状が引き金となり，脳梗塞や心筋梗塞などを発症したり低栄養状態から感染症に罹患したりする危険性が高くなる．

2　緊急を要する症状とは

　高齢者の多くは何らかの基礎疾患をもっているため，つねに急変のリスクを抱えている．普段とは違う以下のような症状や病態が観察された場合は，家族や介護者からの全身状態について確認するとともに，その日の体調のチェックを行い，訪問看護師やかかりつけ医に連絡し，指示を仰ぐ（表①，②）.

> ・意識レベルが低下し，ぐったりしている
> ・呼吸困難がある，または窒息の疑いがある
> ・激しい頭痛がある
> ・激しい腹痛，吐き気，嘔吐，下痢がある
> ・水分を全く摂取できない
> ・尿が出ない．あるいは量が極端に減る
> ・黄疸症状（白目が黄色い，尿の色が極端に濃いなど）がある

3　感染管理

　代表的な感染症としてインフルエンザ，ノロウイルス，流行性結角膜炎，疥癬などがある．日頃から状況を目視で確認し，手洗い場所などの環境確認，標準予防策としての手指衛生は基本である．しかし，全身状態確認および発熱や下痢などバイタルサインの異常から感染症を疑う所見がみられた場合，感染経路別予防策に努め，脱水などの症状の把握に留意するとともにかかりつけ医や医療機関を受診するよう促す．

緊急時の判断にあたって

①状態の観察

問診 痰の切れやすさ，胸やけ，胃内容物逆流，朝の頭痛，朝の食欲低下，体重減少，息切れ，倦怠感，いびき，日中の眠気など

観察 呼吸回数と呼吸の深さ，会話中の息継ぎ，呼吸筋（腹式，胸式，呼吸補助筋）の動員，球麻痺の有無，声の質，咳，最大発生時間，皮膚粘膜の色（チアノーゼ，貧血），肺聴診

②異変から予想される病態や疾患

体温の異常	40℃以上の高熱	血圧上昇，頻脈，頻呼吸，低酸素血症，急性腎不全などでみられる
	低体温	血圧低下，徐脈，昏睡，重症腎不全などでみられる
脈拍の異変	頻脈	発熱時や貧血，心不全，大量出血，甲状腺機能亢進などでみられる
	徐脈	心疾患や頭蓋内圧亢進，甲状腺機能低下，薬剤の副作用などがある
	脈拍欠損	心房細動などの不整脈があるときは，リズムが崩れ，脈拍が少なくなることがある
呼吸の異変	頻呼吸	持続する呼吸性アルカローシスでは，手足の痺れや硬直感が起こる
	徐呼吸	脳血管障害，頭部外傷，脳腫瘍などの頭蓋内圧亢進時，脳ヘルニアなどでみられる
	努力性呼吸	危険な状態の徴候には，鼻翼呼吸，下顎呼吸，陥没呼吸などがある
血圧の異変	急激な血圧上昇	40歳代以上で動脈硬化がある人では脳血管障害，高血圧性脳症，急性大動脈剥離などが起こりやすくなる
	血圧の低下	出血や熱傷，脱水などによる循環血液量の減少や急性心筋梗塞，心タンポナーゼ，緊張性気胸，敗血症，アナフィラキシーショックなどで起こる．急激な血圧の低下は大変危険な状態といえるので，救急処置が必要である

＊緊急時には，脈拍数や脈の大小，脈の緊張度から危険であるかどうかを判断し，普段の血圧の状態と比べ，即座に情報収集を行う

4 その他

　外傷，褥瘡，低温火傷などは，衣服の上からでは発見が遅れる場合もあり，皮膚の観察や家族からの情報からできるだけ早期に見つけられるよう注意が必要である．

　薬剤管理では，正しく服薬できているか，また，家族介護の身体的・精神的負担が在宅療養に大きな影響を与えていないかなど，**介護状況**の確認も重要である．　　　　　　　（長倉寿子）

CHAPTER 13 在宅での安全管理と緊急時の対応

LECTURE
13-4

緊急時の対応

POINT

生命の危機に直結する脳卒中や心筋梗塞が疑われる場合や，重症度・緊急度が高い重篤な事態が生じている可能性がある場合は，医療機関で対応すべきであることを関係者や家族と共有する必要がある．かかりつけ医に連絡するとともに，救急搬送が必要な場合は救命救急センターなどへの移送が必要となる．

1 事故・病状急変および急病等発生の場合

できるだけ早期にかかりつけ医や関係者に連絡するとともに，適切な対応がとれるようにする．まずは状態の観察から症状に合わせた対応と，医療につなげるときの**緊急度を判断**することが大切である（**表①**，**②**）．緊急度は，①緊急に医療行為が必要となる，②緊急性はやや少ないが医療機関にすぐ連絡が必要，③6時間以内には医療機関の対応が必要，④情報共有することで当日もしくは翌日に医療機関の対応が必要，この4つのカテゴリーの想定のもとに対応が決定される．同じ症状でも，その出現が急性であるか慢性であるかで緊急度に違いがあり，どのような症状が急変する疾患に結びつくかといった重篤な病気の理解が必要である．

重症以上と判断した場合，**救急搬送**で医療機関（救命救急センターなどの医療機関や地域の基幹病院など）への移送が必要となる（**図③**）．病状の変化に注意しながら引き継ぐ．場合によっては**一次救命処置（BLS）**を行う必要がある．

2 災害発生時の場合

在宅で災害発生または事故などに遭遇した場合は，人命救助を最優先し，被災状況などを確認する．また，利用者を安全な場所に避難させる．二次災害の危険性の有無を把握して行動することが大切である．

3 医療福祉関連機器の停電対応

人工呼吸器は，内部バッテリーだけではもたない場合，非常用の外部バッテリーなど別の手段に切り替える．その他に電動ベッドやエアマット，季節によっては冷暖房器具への対応も重要である．

4 安全の確認

救急処置や対応の前に，まず周囲の安全を確認する．また，自身の身を守るための感染防護具を装着することも重要である．

（長倉寿子）

在宅における緊急時の対応

①緊急時の基本対応事項

・利用者の状態を確認する
・利用者の安全を確保する
・緊急に対処すべき症状がある場合は，救急処置を行い，事業所などに状況報告して応援要請する
・医師や協力医療機関などに状態などを連絡して指示を受ける
・状態に応じて救急車を要請する
　（必要に応じて警察署，保健所，市などの関係機関先に連絡して指示を受ける）
・ご家族，緊急連絡先に速やかに状況を報告する
・経過観察を行う場合には，状況，病状などの急変に備えて緊急連絡体制の確認を行う
・事故，病状急変時の状態を正確に記録し，情報を共有する

②重症以上と判断する場合

例：胸痛の場合

意識	：JCS100以上
呼吸	：10回/分未満または30回/分以上
	：呼吸音の左右差
	：異常呼吸
脈拍	：120回/分以上または50回/分未満
血圧	：収縮期＜90mmHgまたは収縮期＞200mmHg
SpO$_2$	：90％未満
その他	：ショック症状

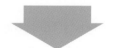

いずれかが認められる場合，重症以上と判断

③急変時の適切な行動

連絡・相談時に今の症状について具体的に伝えるのがポイント

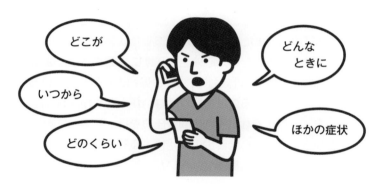

一次救命処置の適応

POINT

心停止した人を救命し，社会復帰に導くために必要な一連のステップを「救命の連鎖」とよぶ．最初に重要なのは，心停止の予防と早期認識であり，その後に一次救命処置（心肺蘇生と早期除細動）が開始される．

1 救命の連鎖と一次救命処置

心停止した人を救命し，社会復帰に導くために必要な一連のステップは「**救命の連鎖**」とよばれている．医療機関の内と外，対象者の年齢によって「救命の連鎖」に必要な要素は異なっている．一般に院内心停止の転帰は院外心停止より良好で，近年さらに改善がみられている．

突然に発生した心停止に対して，まず行われる救命処置を**一次救命処置**（basic life support: BLS）という．BLSには，胸骨圧迫と人工呼吸（換気）を組み合わせた**心肺蘇生**（cardiopulmonary resuscitation: CPR）と自動体外式除細動器（automated external defibrillator: AED）を用いた**電気的除細動**が含まれる．

本項では，「成人の院内心停止に対する"救命の連鎖"」について述べる（図①）．

2 心停止の予防

心停止の監視と予防は，院内心停止に対する「救命の連鎖」の最初の輪である．入院中の成人患者に起こる心停止の原因は，50〜60％が心疾患（不整脈，ショック，心不全など），次いで呼吸不全（誤嚥や窒息を含む）が多い．リハ中の患者では外傷・術後の肺梗塞や転倒外傷などにも要注意である．

患者は心停止前に何らかの予徴（動悸，血圧低下，呼吸困難など）を呈することが多い．心停止を予防するために，リスクの高い患者の状態を監視し，急な変化をとらえて心停止前に介入する体制を整備することが望ましい．具体的には，患者の急変を認知した医療従事者が電話や放送で通報すると，院内の迅速対応チーム（rapid response team）や救急部署からの支援派遣が行われて心停止を未然に防ぐ，といったシステムである．

3 心停止の認識

何らかの理由で，患者が**心停止**（または心停止が切迫した状態）に陥ると，救命の可能性は時間の経過とともに急速に低下する．このため，心停止を早期に認識することは極めて重要であり，心停止の予防とともに院内心停止に対する「救命の連鎖」の最初の輪になっている．

突然の心停止を現場で正確に判定するのは容易ではないが，速やかな胸骨圧迫の開始によって社会復帰率は高くなる．一方，心停止でない患者に胸骨圧迫を行った事例で胸骨骨折等はみられるが臓器損傷は生じないことから，迅速な心肺蘇生の開始による利益は不利益より大きいと考えられている．脈拍の有無を現場で判断するのも簡単ではないが，訓練された医療従事者が短時間で確認を行うのは合理的である．

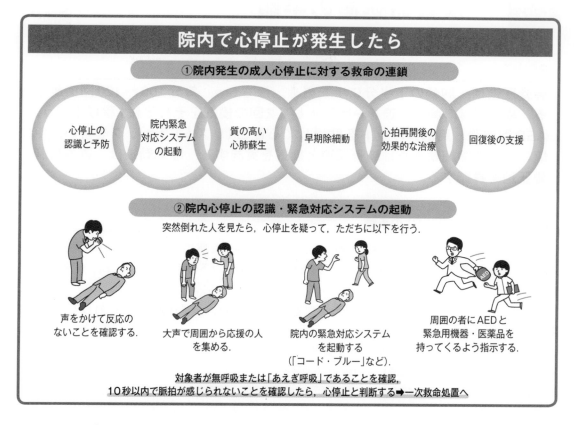

以上から，「医療機関内で倒れた（または倒れている）人を見た医療従事者は，当事者が意識不明・無反応で，呼吸がないか異常（あえぎ呼吸）であること確認し，**10秒以内で脈拍をチェックして明確な脈拍が感じられない場合**は，心停止と判断して心肺蘇生を開始する」ことが推奨されている．

4 院内緊急対応システムの起動

心停止の認識から救命処置の開始までの手順を**図②**に示す．心停止が認識された後，大声で周囲の医療従事者を集め，AED・器材・医薬品の準備を指示すると同時に，速やかに院内の**院内緊急対応システム**を起動する．院内緊急対応システムは，心停止に対応するために整備された院内のシステムであり，院内放送（コード・ブルー）や携帯電話での周知，院内緊急対応チームの発生現場への派遣などが行われる．前述の心停止予防のための体制（迅速対応チームの派遣など）と統合運用されることも多い．医療機関の管理者は，包括的な院内緊急対応システムを整備し，関係者に心肺蘇生に関する定期的な訓練を実施のうえ，各部署に必要な器材・医薬品を配備しておかねばならない．

なお，在宅リハや小規模な外来リハ施設など院内緊急対応システムが十分に整備できない医療機関での心停止では，速やかに**消防機関（119番）**に連絡して対応を依頼することになるが，関係者の**BLS訓練**や**基本的な手順書の作成**，**器材の配備**などは必須である．

（猪口貞樹）

LECTURE 14-2 一次救命処置の手順

POINT

胸骨圧迫は，胸骨の下半分に手を置き，深さ5cm，毎分100～120回実施する．成人では，胸骨圧迫を一時停止して2回の換気をそれぞれ1秒以上行う．AED到着後，胸部にパッドを貼付して心電図（リズム）チェックを行い，手順に従って除細動または胸骨圧迫と換気を実施する．除細動後は，直ちに胸骨圧迫を再開する．

1 一次救命処置（BLS）の手順

心停止を認識した医療従事者は，大声で周囲の医療従事者を集め，AED・機器・医薬品の準備を指示すると同時に，院内緊急対応システムを起動した後，以下の手順に従ってBLS（心肺蘇生と除細動）を開始する（**図①**）．

① 速やかに胸骨圧迫を開始し，AEDが到着するまでの間，**胸骨圧迫30回に対して2回の頻度**で換気を行う．

② 医療従事者が1名の場合は，まず胸骨圧迫を開始し，胸骨圧迫30回に対して2回の頻度で換気を行う〔C（循環）-A（気道）-B（呼吸）の順〕．

③ 医療従事者が2名の場合には，胸骨圧迫と気道確保・換気を同時に実施する．

④ AED到着後，胸部にパッドを貼付して心電図（リズム）チェックを行い，その後は手順に従って除細動と胸骨圧迫・換気を実施する．

2 質の高い心肺蘇生

【胸骨圧迫の手順】

モニターされていない心停止で除細動器の準備ができるまでの間は，BLSを行う．高品質のBLSは，胸骨圧迫の一時停止を最小限に抑えながら，適切な深さと速度で実施する必要がある．成人のBLSは，床やベッドなどのしっかりした表面の上で，仰臥位で行う．より深い胸骨圧迫を行うために患者をベッドから床に移動しないこと（CPR中断，外傷のリスクを避ける）．

① 医療従事者は片方の手掌を**患者の胸の中央**（胸骨の下半分）に置き，もう一方の手掌を最初の手の上に重ねて置く（**図②a**）．

② 胸骨圧迫は，**深さ5cm**（6cmを超えないこと），**毎分100～120回**の速度で実施する．

③ 胸壁の反発を妨げないよう，実施者は胸骨圧迫をしていないときに力をかけないこと．

④ 心臓のリズムを評価するために，2分ごとに胸骨圧迫を一時停止する．

⑤ 疲労の影響を避けるため，胸骨圧迫の実施者は，2分ごとに交代する．

【気道確保と換気の手順】

換気なしで長時間胸骨圧迫を行うと動脈血酸素含量が減少するため，胸骨圧迫と換気を行う心肺蘇生法より効果が下がる可能性があることに注意する（特に窒息性心停止の場合）．

① 気道確保では，気道を開く前に脊髄損傷の可能性を検討する．脊髄損傷の可能性がない場合

一次救命処置の手順

①医療従事者による一次救命処置の開始（胸骨圧迫・気道確保と換気・除細動）

※心停止の判断後
- 医療従事者1名の場合は，まず 胸骨圧迫 を開始．
- 次に，胸骨圧迫30回に対して2回の頻度で 換気 を行う．C（循環）－A（気道）－B（呼吸）の順
- 医療従事者2名の場合には，胸骨圧迫と気道確保・換気を同時に実施．

- AEDが到着したら，胸部にパッドを貼付して心電図（リズム）チェックを行い，その後は手順に従って 除細動と胸骨圧迫・換気 を実施する．

②質の高い心肺蘇生

a. 胸骨圧迫

胸骨圧迫の部位は
胸の真ん中

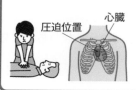

圧迫位置　心臓

b. 気道確保

頭部後屈あご先挙上法
（脊椎損傷の可能性がないとき）

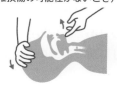

下顎挙上法
（脊髄損傷を除外できないとき）

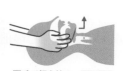

両手で顔を挟み，両下顎骨
だけを上に押し上げる

c. 換気バッグなどに
よる換気

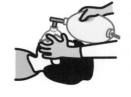

は**頭部後屈あご先挙上法**，脊髄損傷が疑われる場合または可能性を除外できない場合は，**下顎挙上法**を使用して気道を開く（図②b）．

② 医療従事者は，口対マスク，または換気バッグ（図②c）を用いて換気を行う．

③ 成人の換気量は，**約500〜600mL**または胸壁上昇が認められる量が妥当であり，過度の換気（量・回数）は避ける必要がある．

④ 高度な気道確保なしで心肺蘇生を受けている心停止成人では，胸骨圧迫を一時停止して2回の換気をそれぞれ1秒以上行う．

3 早期除細動

心室細動または無脈性心室頻拍による突然の心停止では，質の高い心肺蘇生と早期除細動が必須である．

① AED到着後，胸部にパッドを貼付して心電図の確認（リズムチェック）を行い，手順に従って除細動または胸骨圧迫・換気を実施する．

② どのような状況でも，心停止の成人に電気ショック（除細動）を与えた後は，直ちに胸骨圧迫を再開する．

除細動の手順（☞LECTURE14-3）は，心拍再開（return of spontaneous circulation：ROSC），または二次救命処置（器具や医薬品を用いた心肺蘇生：advanced life support：ALS）を行うチームが到着するまで継続する．

（猪口貞樹）

自動体外式除細動器（AED）の原理と使用法

POINT

心室細動・無脈性心室頻拍には電気的除細動が有効である．自動体外式除細動器（AED）の手順は，①電極パッドを胸壁に当てる，②心電図が除細動可能な波形であることを確認（心電図チェック），③必要量の電流を流す（電気ショック）で，訓練を受ければ一般市民が使用できる．すべての医療従事者は，AEDの使用を含めた一次救命処置（BLS）を習得しておく必要がある．

1 AEDの原理

① 心停止の種類

心停止には，**「心室細動・無脈性心室頻拍」**（Vf/pulseless VT，以下Vf），「無脈性電気活動」（PEA），「心静止」（Asystol）の3種類がある．このうち「Vf」は，電気的な問題で心臓の筋肉が痙攣のような状態となり，心機能が停止しているものである．「PEA」は心臓の電気的活動はある程度みられるが心機能は停止しているもの，「心静止」は電気的活動も心機能も認められないものである．

② 電気的除細動のしくみ

心停止のうち「Vf」は，発生早期であれば心臓に電流を流すこと〔電気的除細動（電気ショック）〕で通常のリズムに戻すことが可能である．「PEA」，「心静止」には除細動は無効であり対象外である．

電気的除細動には，体外から電極パッドを通して通電する方法と，体内（心臓外または心臓内）から通電する方法がある．突然の心停止に対して体外から電気的除細動を行うためには，①十分な大きさの**電極パッド**を胸壁に当て，②心停止した患者の心電図が**Vf**であることを確認し（心電図チェック），③必要量の**電流を流す**（電気ショック），という手順が必要である．

③ 自動体外式除細動器

自動体外式除細動器（AED，図①）は，上記一連の作業を自動式に行う除細動器で，一般市民の使用を前提にしている．2000年ごろ米国で実用化され，2005年以降はわが国でも講習を受ければ一般市民が使用することができる．医療従事者は全員が講習を受けて，少なくともAEDの使用を含めたBLSは習得しておくこと．医療機関では，管理者の責任下で「救命の連鎖」が包括的に整備され，AEDをはじめとする緊急用機器・医薬品等が適切に配置されていなければならない．

2 AEDの使用法（成人）

【パッドの貼付】

①患者の胸部に（AEDと接続した）電極パッドを貼り，AEDを稼働すると，装置が音声と文字表示で必要な手順等を実施者に知らせるようになっている．

②「成人」と「小児」の切り替えスイッチがある場合には，「成人」にセットする．

③電極パッドは，**露出した胸部の前および外側に**貼付する（**図②**）．大きな胸の人では，左のパッドを左胸の横または下に貼付する．

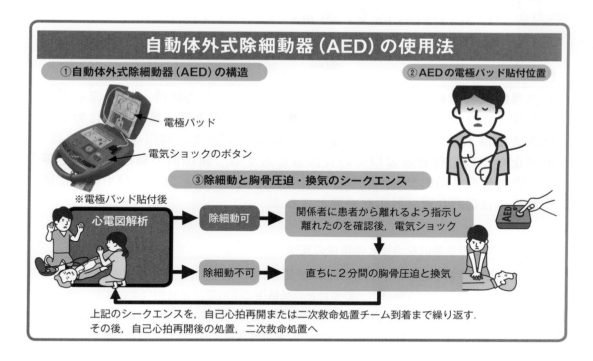

④パッドを貼付する前に過剰な胸毛の迅速な除去を考慮するが，これによる電気ショックの遅れは最小限に抑えること．

⑤成人の体外除細動のための電極パッドは，8cmを超えるものを使用する．

【除細動と胸骨圧迫・換気】(図③)

①心電図チェック (リズムチェック) を行う．

②AEDは自動的に心電図を分析し，除細動可能かどうかを識別して指示する．

➡「③除細動可」または「⑧除細動不可」へ

③「除細動可」の指示が出たら，患者に触れている関係者に**離れるよう指示**する．

④全員が離れたのを確認後，実施者は電気ショックのスイッチを押す．

⑤AEDは，適切な波形・電圧で通電する．

⑥電気ショックを1回実施後には，直ちに**2分間の胸骨圧迫と換気**を行う．

⑦再度心電図チェックを実施．AEDは心電図を分析し，除細動可能かどうかを識別して指示する．

➡「③除細動可」または「⑧除細動不可」へ，あるいは「⑨自己心拍再開」または「⑩二次救命処置」へ

⑧「除細動不可」の指示が出たら，直ちに2分間の胸骨圧迫と換気を行い，再度心電図チェックを行う．装置が心電図を分析し，除細動可能かどうかを識別して指示する．

➡「③ 除細動可」または「⑧除細動不可」へ，あるいは「⑨自己心拍再開」または「⑩二次救命処置」へ

⑨自己心拍再開 (ROSC) の判断：正常な呼吸や目的のある仕草が見られる場合，または脈拍を明らかに触知できる場合は，心拍再開と判断して「自己心拍再開後の対応」へ (☞ LECTURE14-4)．

⑩心肺蘇生中に，二次救命処置 (ALS) を訓練されたチーム (院内緊急対応チームなど) が到着したら，救命処置を引き継ぐ． (猪口貞樹)

LECTURE 14-4

心拍再開後の対応

POINT

心拍再開後の治療で重要なのは，適切な血圧と換気の維持，12誘導心電図の実施と経皮的冠動脈インターベンション（PCI）の考慮，意識障害に対する体温管理療法（TTM），けいれんへの対応などである．回復後の支援では，心停止からの生存者およびその介護者に対する，精神面の構造化された評価，退院前の多面的なリハビリテーション評価と治療，日常活動や仕事に戻るための包括的な退院計画が必要とされる．

1 心拍再開後の効果的な治療と回復後の支援

心拍再開後の効果的な治療は，救命の連鎖の重要な要素であり，さらに社会復帰に向けた「回復後の支援」段階になる（☞LECTURE14-1）．心停止と心肺蘇生によって，全身的な虚血再灌流障害[※1]が起こるため，影響を受ける複数の臓器系を同時にサポートする必要がある．近年は，転帰を改善する可能性のある診療をできるだけ特定して効果的に転帰を改善する方針がとられており，これらは主に二次救命処置（ALS）に該当する．

本項では，心拍再開後の治療と回復への支援について，要点を述べる．

※1　虚血になった後に血流が再開して起こる多臓器の障害

2 心拍再開後の効果的な治療

心拍再開後の効果的治療のうち，特に重要な，**呼吸・循環の早期の安定化，けいれんの診断・治療，体温管理療法（TTM），12誘導心電図と経皮的冠動脈インターベンション（PCI）**について要点を説明する（図①）．

① 蘇生後早期の一般事項

心停止後の患者の治療は，さまざまな部署や専門診療科の連携・協力体制のもとで，一貫した方法で実施する．急性のST上昇（急性冠症候群の所見）が存在するかどうかを判断するため，心拍再開後にはできるだけ早く**12誘導心電図**をとる．心拍再開後の成人には，低酸素症を回避するため，経皮酸素飽和度または動脈血酸素分圧を確実に測定できるようになるまで**最高濃度の酸素を投与**する．

② 心拍再開後の血圧管理

心肺蘇生後には，収縮期血圧を少なくとも**90mmHg**，平均動脈圧を少なくとも**65mmHg**に維持することにより，低血圧を回避することが望ましい．

③ 心拍再開後の酸素化と換気

心拍再開後に昏睡状態が続くすべての患者で，低酸素血症を回避する．上記の患者では，経皮的動脈血酸素飽和度（SpO_2）92～98％を目標に吸気酸素濃度を調整して，高酸素血症を回避してもよい．また，動脈血二酸化炭素分圧（$PaCO_2$）を正常な生理学的範囲内（35～45mmHg）に維持する．

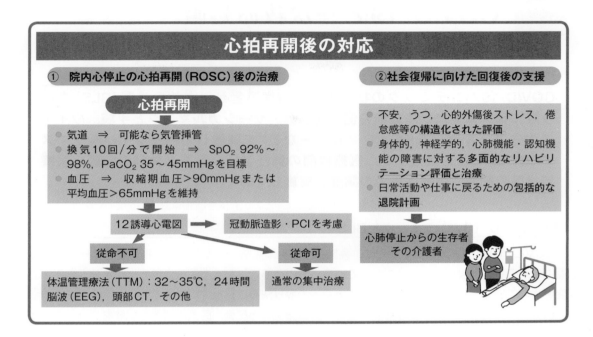

④ けいれんの診断と管理

　成人の心停止後の生存者に起きた明らかな**けいれん発作**は治療する．心拍再開後のすべての昏睡状態の患者におけるけいれん発作を診断するため，迅速に脳波（EEG）検査を行う．

⑤ 体温管理療法（TTM）の適応と方法

　心拍再開後で，従命のできない成人（意識障害のため命令に従った動作ができない成人）には**体温管理療法（targeted temperature management：TTM）**を行う．TTM実施中は，深部体温32〜36℃の間で一定の温度を選択する．目標温度に達した後，TTMを少なくとも24時間維持する．

⑥ 心停止後のPCI

　心原性心停止が疑われ，心電図でST上昇がみられるすべての心停止患者に対して，緊急冠動脈造影を実施する．緊急冠動脈造影は，選択された成人患者（電気的または血行動態的に不安定）や，心原性が疑われる院外心肺停止後で昏睡状態であるがST上昇がない患者に行ってもよい．冠動脈造影が適応のあるすべての心停止後の患者に，冠動脈造影を行ってもよい．

③ 心肺停止からの回復後の支援（図②）

　救命の連鎖の最後が「社会復帰に向けた回復後の支援」であり，心停止の生存者とその介護者に対し，不安，うつ，心的外傷後ストレス，倦怠感について，構造化された評価を行うことが重要とされている．

　心停止の生存者に対して，退院する前に，身体的，神経学的，心肺機能・認知機能の障害などの多面的なリハ評価と治療を実施する．心停止の生存者とその介護者には，医学的およびリハ治療の推奨事項を含め，日常活動や仕事に戻るための包括的な退院計画を策定する．

（猪口貞樹）

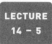

LECTURE
14-5

COVID-19と一次救命処置

POINT

COVID-19パンデミックの状況下で医療従事者が一次救命処置（BLS）を行う際には，エアロゾル対応の個人防護具，サージカルマスクと手袋，ウイルス除去フィルター（HEPAフィルターなど）を装着したバッグ・バルブマスク（BVM）などを活用する．医療機関の責任者は，必要な体制の整備，医療器材等の配備，医療従事者の訓練を実施しておく．

1 COVID-19パンデミックとBLS

　COVID-19のパンデミック下では，実施者への感染を防止するために，推奨される一次救命処置（BLS）の手順全般が平時とは異なっている．院内心停止に対する医療従事者によるBLSの手順も変更されている．救命処置は，当該医療機関内の取り決めに従って実施する．

　医療機関の責任者は，必要な体制の整備，医療器材等の配備，医療従事者の訓練を実施しておかなければいけない．COVID-19のパンデミック下でのBLSの要点は以下のとおりである．

【BLSの要点】

　①BLSは，患者気道から**微細な液滴（エアロゾル）**を生成する可能性がある．

　②COVID-19感染性者（ウイルスを伝染する能力のある者）に対してBLSを行うと，当事者および周囲の医療従事者の感染リスクが高くなる．

　③心停止患者がCOVID-19感染性者であるか否かは，不明なことが多い．

　④以上から，COVID-19パンデミックの状況下では，医療従事者がBLSを行う際には，原則として**エアロゾル対応の個人防護具**を着用する．

　⑤エアロゾル対応の個人防護具着用前に心停止患者に触れたり，顔面近くで呼吸を観察したりしてはいけない．

　⑥医療機関の責任者は，医療従事者が，必要な場合に短時間でエアロゾル対応の個人防護具を装着できるよう，**器材の院内配備と事前の脱着訓練**を実施しておく．

　⑦医療従事者は，有益性がリスクを上回ると評価できる場合には，エアロゾル対応の個人防護具を着用する前に，電気ショック（AEDによる電気的除細動）を実施してもよい．

　⑧BLSは，可能であれば技能の高い者が実施する．

　⑨救命処置を実施する部屋や場所の十分な換気に留意し，また人の密集を避ける．

2 COVID-19パンデミック下のBLSの手順

【初期対応と心停止の認識】（図①）

　①大声で人を集めると同時に，部屋または現場の要員は必要な人数に制限する．

　②患者の口・鼻をサージカルマスク，タオル等で覆う．患者がマスクを着用していれば，そのままにする．

　③頭部後屈あご先挙上法による気道確保は行わず，患者の顔に近づかないようにする．

パンデミック下での一次救命処置

①院内心停止の認識・緊急対応システムの起動

※突然倒れた人を見たら，心停止を疑って，ただちに以下を行う．

- 声をかけて反応のないことを確認する．患者の顔には近づかない．
- 周囲から応援の人を集める（処置を行う人数は最小限で）．
- 院内の緊急対応システムを起動する．
- 患者の口・鼻をサージカルマスク，タオル等で覆う．
  患者がマスクを着用していれば，そのままにする．

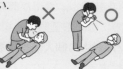

- 距離を置いて胸部と腹部の動きを観察し，呼吸を確認．また10秒以内で頸動脈の脈拍を確認．以上から心停止を判断する．

一次救命処置（図②）へ

②医療従事者による一次救命処置の開始

※エアロゾル対応の個人防護具の入手に時間を要する場合はサージカルマスク，手袋装着で除細動へ

心停止 →

- エアロゾル対応の個人防護具を装着
- 1名の場合はまず胸骨圧迫を開始
- 胸骨圧迫30回に対して2回の換気
- 2名の場合，1名が両手でマスクを密着させ，もう1名が換気バッグを押し，胸骨圧迫も行う

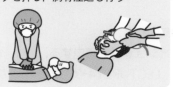

→ AEDが到着したら，胸部にパッドを貼付して心電図（リズム）チェックを行い，その後は手順（LECTURE14-3図③）に従って除細動と胸骨圧迫・換気を実施する

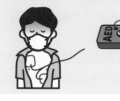

③両手による換気中のマスク保持

- 指の形状から，左図はCE法，右図はVE法とよばれる．
- CE法では，両手の親指と人差し指をマスク上に置き，第3〜5指を下顎前方に引っかけて，下顎挙上法を行う．
- VE法では，親指をマスク側面に沿って置き，マスクを顔に固定し，第2〜3指を下顎角の後ろに置いて，下顎挙上法を行う．

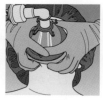

CE法　　　　VE法

④距離を置いて胸部と腹部の動きを観察し，呼吸を確認する．

⑤訓練を受けた医療従事者は，10秒以内で頸動脈の脈拍を確認する．以上により心停止を判断する．

【心電図チェックと除細動】

①エアロゾル対応の個人防護具の入手に時間を要してただちにCPRを開始できない場合には，まずAEDを装着し，適応があれば電気ショックを実施する（**図②**）．

②この際には，最低限の感染防護として，**サージカルマスクと手袋**を着用する．

【エアロゾル対応の個人防護具を着用したBLS】

①医療従事者は，エアロゾル対応の個人防護具を着用したうえで，BLSを開始する（**図③**）．

②エアロゾル対応の個人防護具として，N95以上のマスクまたは電動ファン付き呼吸保護具（PAPR），眼保護具（ゴーグルまたはフェイスシールド），液体非透過性の長袖ガウンまたは長袖エプロン，手袋を着用する．

③N95マスク着用時には，顔面への密着性チェック（シールチェック）を行う．サージカルテープでマスクを顔面に貼付してもよい．

④手袋は，可能であれば二重または三重にしておく．

⑤換気の際は，エアロゾルの飛散を防止するため，**バッグ・バルブマスク（BVM）**などに**高効率微粒子エア・フィルター（HEPAフィルター）**または同等のウイルス除去フィルターを装着し，両手を用いて患者の口・鼻をマスクで密閉して使用する（**図④**）．

【BLSの手順】

①通常のBLSと同様に100〜120/分で胸骨圧迫を開始し，準備ができたら換気を行う．

②BLSを2名で行う場合，マスク担当者が両手を用いてマスクを密着保持し，胸骨圧迫担当者が換気バッグを押す．

③胸骨圧迫30回に対して2回の頻度で換気を行う．

④続いてAEDを装着し，適応があれば電気ショックを実施する．

⑤心拍再開またはALSチームの到着まで，LECTURE14-3図③と同様の手順で，AEDと胸骨圧迫・換気を繰り返す．

コラム

COVID-19パンデミックなどで，医療資源が需要を上回ると，倫理規範である「個人の尊厳」と「救える命の最大化」の板挟みになる．下記を参考に施設内で話し合っておくとよい．

① **心停止時に心肺蘇生を行うか否か**，事前に患者または代理人とよく話し合って意志を確認する．医療資源が不足するため，できることに限界があることも説明しておく．

② 年齢や持病などは患者の転帰と関連するが，これらを**心肺蘇生の実施基準に用いるのは妥当でない**ので注意を要する．

③ **医療者の安全確保**は，心肺蘇生の開始よりも**優先される**．必要な個人防護具（PPE）を着用してから，感染リスクの高い手技を開始する．

（猪口貞樹）

LECTURE2-2 **ハインリッヒの法則** (p18)

★★1件の重大事故には29件の軽い事故と300件のニアミス・ヒヤリハットが潜むとする法則	ハインリッヒの法則
ミスやエラーが生じたが患者に実施されなかった事例・実施されても影響がなかった事例	ニアミス・ヒヤリハット
故障や不具合が発生したときにつねに安全側に制御すること	フェールセーフ
誰でも安全に使える仕組み・間違いが起こっても事故を回避する仕組み	フールプルーフ
患者に害を及ぼす可能性があった事象・実際に害を及ぼした事象	インシデント
医療が患者に及ぼす好ましくない害	有害事象

LECTURE2-3 **有害事象の再発防止** (p20)

「危険要因が事故 (損害) につながるのは複数の防護壁の欠陥による」とする理論	スイスチーズモデル
エラーを個人の責任として解決しようとする考え方	パーソンアプローチ
エラーの根本原因がシステムにあるとする考え方	システムアプローチ
システムアプローチに基づきインシデントを分析し再発防止策を立てる一連の手法	根本原因分析 (RCA)

LECTURE2-4 **有害事象への対応** (p22)

★医療に関わる場所で，医療の全過程において発生するすべての人身事故	医療事故
医療事故のうち医療関係者に過失を伴うもの	医療過誤
医療事故が発生した際などに患者・家族にそのことを誠実に伝えるプロセス	オープンディスクロージャー

医療施設での安全管理 (p24)

★医療施設における安全管理を義務づけている法律	医療法
医療法で義務づけられている安全管理の例 (3つ)	安全管理体制の充実・強化 感染制御体制の充実 医薬品・医療機器の安全管理体制の確保
医療施設での安全管理の取り組み例 (4つ)	組織体制づくり 指針・マニュアルの整備 報告制度の整備 教育研修，啓発活動

LECTURE3-2 **医療施設でのリハビリテーション安全管理** (p26)

医療施設におけるリハ対象者の特徴	全身状態不安定，高齢などによるハイリスク
★★リハにおける安全管理策	リハ処方医との十分なコミュニケーション リハ中止基準にそった対応 リハ実施場所の環境整備 医療機器の扱い　など

LECTURE3-3 **介護施設での安全管理** (p28)

★要介護高齢者ではどのようなリスクが高まるか	転倒・転落 感染症 誤嚥・窒息 廃用・褥瘡・不穏状態　など

LECTURE3-4 **介護施設でのリハビリテーション安全管理** (p30)

生活場面における安全管理とは	骨折，肺炎，感染症，認知機能の低下の予防 転倒，誤嚥，褥瘡，不穏状態などの管理

LECTURE4-1　院内感染対策 (p32)

★入院中に入院の契機となった疾患と異なる感染症に罹患すること	院内感染
院内感染対策の司令塔となる組織	院内感染対策委員会
病棟ラウンドを行い感染対策を確認する，医師・看護師・薬剤師・臨床検査技師で構成されるチーム	感染制御チーム
抗菌薬の過剰使用に陥らないよう監視・指導するチーム	抗菌薬適正使用支援チーム

LECTURE4-2　病原菌の特性 (p34)

コアグラーセ陰性ブドウ球菌，セラチア，緑膿菌などの総称	細菌
メチシリン耐性黄色ブドウ球菌，基質拡張型βラクタマーゼなどの総称	薬剤耐性菌
麻疹ウイルス，風疹ウイルスなどの総称	ウイルス

LECTURE4-3　感染経路別の予防策 (p36)

★★すべての患者のケアに際して普遍的に適用する感染予防策	標準予防策
3つの感染経路別予防策	接触予防策
	飛沫予防策
	空気予防策

LECTURE4-4　リハビリテーション実施時の衛生・予防対策 (p38)

★★リハ実施時の標準予防策	患者ごとの手指衛生
	防護具の着用
	リハ機器・器具の清浄・消毒
	高頻度手指接触面の消毒
感染防護具を着ける順序	ガウン→マスク→ゴーグル→手袋
感染防護具をはずす順序	手袋→ゴーグル→ガウン→マスク

LECTURE5-1 　転倒とは (p40)

不注意によって人が同一平面ないし低い平面に倒れること	転倒
加齢が転倒に与える影響	反応時間が遅くなる 筋力が低下する

LECTURE5-2 　転倒の要因 (p42)

転倒を引き起こす最大の要因	過去の転倒
★★転倒の内因性リスク	バランス障害・筋力低下・視力障害など
★転倒の外因性リスク	滑りやすい靴・照明・荷物の運搬など
★★5つの転倒リスク指標	過去の転倒 歩行速度 杖の使用 脊柱変形 多剤投与

LECTURE5-3 　転倒予防の対策 (p44)

普通の生活で起こる転倒	一般転倒
病院という特殊な環境下で起こる転倒	病院転倒
一般転倒の予防対策	身体能力の維持・向上 転倒恐怖の打破 運動の習慣づけ
病院転倒の予防対策	バランス能力・移動能力・認知理解力に基づいて対策を組み立てる

LECTURE5-4 　転倒予防のリハビリテーション (p46)

転倒予防のリハのうち効果が認められているもの	姿勢を意識する訓練 バランス訓練ロボット

LECTURE7-1	**安全管理を高める連携** (p56)	
★TeamSTEPPSの４つのコア		コミュニケーション
		リーダーシップ
		状況モニター
		相互支援

LECTURE7-2	**安全管理の教育** (p58)	
「報告する文化」構築に必要なもの		インシデントレポートの提出
「正義の文化」構築に必要なもの		裁かない，叱らない
「柔軟な文化」構築に必要なもの		自由に語り合う
「学習する文化」構築に必要なもの		学びと共有，相互啓発

LECTURE7-3	**危険予知トレーニング（KYT）** (p60)	
★製造業において考案された危険予測の教育方法		危険予知トレーニング
リハにおける危険予知トレーニングの４つの過程		①状況把握
		②本質追究
		③対策立案
		④目標設定

LECTURE7-4	**リハビリテーション部門の安全管理教育** (p62)	
リハ部門の安全管理教育（3つ）		リハ部門のリスク管理検討部会
		定期的な安全管理研修会の開催
		事故発生時の対処トレーニング

救急医療とは (p64)

病気やケガ，やけどや中毒，突然の心停止など急病の患者の診療を行う医療	救急医療
救急救命士が行う特定行為 (医療行為) のプロトコールを決め，行われた医療行為が適切であったかを評価するシステム	メディカルコントロールシステム

LECTURE8-2 **緊急を要する病態・臨床所見** (p66)

★緊急を要する病態・臨床所見

気道の異常	気道閉塞・嗄声
呼吸の異常	呼吸回数増加・努力呼吸
循環の異常	ショック
意識の異常	意識レベルの低下・痙攣
全身観察における異常	創傷，出血，体温等の異常

LECTURE8-3 **バイタルサインの特徴** (p68)

生命徴候を数値化したもの	バイタルサイン

★バイタルサインの正常値

呼吸回数	12〜20回/分
血圧	収縮期120〜129mmHg，拡張期80〜84mmHg
心拍数	60〜85回/分
体温	36〜37℃
意識レベル	AVPU，JCSなどに沿って評価する

LECTURE8-4 **災害医療** (p70)

緊急治療を「赤」，待機可能を「黄」，入院必要なしを「緑」，死亡を「黒」に分ける患者重症度評価	トリアージ
災害時救命医療を提供する医療チーム	DMAT
おおむね二次医療圏ごとに1つ指定され，医薬品・燃料を備蓄し多数傷病者を受け入れ可能な地震に強い構造をした医療施設	災害拠点病院
医療チーム間や被災地域の情報をやり取りするための，インターネットを使用した情報共有システム	EMIS (広域災害救急医療情報システム)

LECTURE9-1 **中枢神経障害** (p72)

中枢神経障害の原因となる主な疾患	脳出血・脳梗塞
救急外来で確認する「ABCDE」	Airway（気道）
	Breathing（呼吸）
	Circulation（循環）
	Disability（意識）
	Exposure（全身観察）
★★出血は白く，梗塞は黒く写し出される頭部画像検査	頭部CT
★★梗塞が白く写し出され，初期の梗塞の発見に有効な頭部画像検査	頭部MRI

LECTURE9-2 **循環器障害** (p74)

★救急現場で最も問題となる循環器異常	ショックと不整脈
ショックの原因 (5つ)	循環血液量減少性ショック
	閉塞性ショック
	心原性ショック
	血液分布異常性ショック
	神経原性ショック

LECTURE9-3 **呼吸器障害** (p76)

動脈血中の酸素が減少した状態	低酸素血症
二酸化炭素を十分に体外に放出できない状態	二酸化炭素貯留
救急外来で多く遭遇する呼吸異常の原因	肺炎・気管支喘息

LECTURE9-4 **外傷** (p78)

外的要因により身体の外表面や臓器に損傷をきたした状態	外傷
救急医療での外傷診療	
最初にABCDEに異常がないか確認すること	primary survey
損傷部位の見逃しがないよう全身を詳細に診察すること	secondary survey

LECTURE11-1 　**救命救急でのリハビリテーションの役割** (p88)

救命救急においてリハ専門職に必要な能力	限られた時間内に最大限機能回復を促すことのできる評価・治療技術
救命救急におけるリハの利点	ADL改善 看護必要度の減少 早期退院 ベッド回転率の上昇

LECTURE11-2 　**救命救急でのリハビリテーションの実際** (p90)

★気道・呼吸・循環・意識・全身観察を評価するアプローチ方法	ABCDEアプローチ
リハ開始までにリハ専門職が理解しておくこと	受傷機転・発症時の状況など

LECTURE11-3 　**集中治療室でのリハビリテーションの役割** (p92)

★ICU患者に生じる重度の筋萎縮と筋機能の障害	ICU関連筋力低下（ICU-AW）
病気により話す言葉や振る舞いが一時的に混乱した状態	せん妄
ICU患者の深鎮静を避け，早期に自立した活動を促す人工呼吸器装着患者の管理指針	ABCDEFバンドル

LECTURE11-4 　**集中治療室でのリハビリテーションの実際** (p94)

リハの手順を取り決めた規約	リハプロトコル
円滑なICU早期リハ実践のために確立する必要があるもの	効率的な早期リハ処方システム 多職種での情報共有と連携のシステム

LECTURE13-1　在宅での安全管理 (p104)

在宅で必要な安全管理

★	病状や心身に関する管理	バイタルサイン，動脈血酸素飽和度，視診などの変化の確認
	日常生活や生活環境に関する管理	フレイル予防，感染予防，転倒予防，医療器具使用状況の確認

LECTURE13-2　必要な準備・器具 (p106)

バイタルサイン測定器具	血圧計，体温計，聴診器，パルスオキシメータ，ピークフローメータなど
感染症対策に必要な物品	消毒用アルコール，ウェットティッシュ，マスク，使い捨て手袋，エプロン，ビニール袋など
福祉用具・医療機器に関する留意点	故障・停電に備えて非常用電源や緊急時の取り扱いを理解する

LECTURE13-3　緊急時の判断基準 (p108)

★緊急を要する症状	意識レベル低下，呼吸困難・窒息，激しい頭痛，激しい腹痛・嘔吐，脱水，黄疸症状など

LECTURE13-4　緊急時の対応 (p110)

事故・急変時の緊急度判定（4段階）	①緊急に医療行為が必要，②医療機関にすぐ連絡，③6時間以内に医療機関の対応が必要，④当日もしくは翌日に医療機関の対応が必要

一次救命処置の適応 (p112)

心停止した人を救命し，社会復帰に導くために必要な一連のステップ	救命の連鎖
胸骨圧迫と人工呼吸を組み合わせた処置	心肺蘇生（CPR）
心肺停止に対して最初に行われる救命処置で，胸骨圧迫・人工呼吸・除細動の総称	一次救命処置（BLS）
院内発生の成人心停止に対する救命の連鎖（6つ）	①心停止の認識と予防 ②院内緊急対応システムの起動 ③質の高い心肺蘇生 ④早期除細動 ⑤心拍再開後の効果的な治療 ⑥回復後の支援
★心停止判断の基準	脈拍をチェックして10秒以内で明確な脈拍が感じられない場合
心停止に対応するために整備された院内のシステム	院内緊急対応システム

LECTURE14-2 **一次救命処置の手順** (p 114)

★一次救命処置の手順	速やかに胸骨圧迫と人工呼吸を開始し，AED到着後は手順に従って除細動と胸骨圧迫・人工呼吸を実施する
★★胸骨圧迫の部位，深さ，速さ	胸骨の下半分（胸の真ん中）に手を置き，深さ5cm，毎分100〜120回実施
気道確保の方法	
脊髄損傷の可能性がない場合	頭部後屈あご先挙上法
脊髄損傷の可能性が除外できない場合	下顎挙上法
胸骨圧迫何回に対して何回の換気を行うか	胸骨圧迫30回に対して2回の頻度で換気を行う

LECTURE14-3 　**自動体外式除細動器（AED）の原理と使用法**（p 116）

★★発生早期に心臓に電流を流す（電気ショックを与える）こと　　心室細動・無脈性心室頻拍
　で通常のリズムに戻すことが可能な心停止

AEDの電極パッドの貼付位置　　　　　　　　　　　　　　　　露出した胸部の前および外側

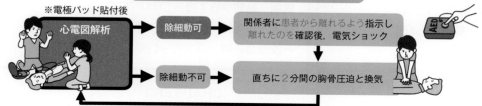

LECTURE14-4 　　**心拍再開後の対応**（p118）

心拍再開後に効果的な治療のうち特に重要なもの（4つ）　　　①呼吸・循環の早期の安定
　　　　　　　　　　　　　　　　　　　　　　　　　　　　　化，②けいれんの診断・治
　　　　　　　　　　　　　　　　　　　　　　　　　　　　　療，③体温管理療法（TTM），
　　　　　　　　　　　　　　　　　　　　　　　　　　　　　④12誘導心電図と経皮的冠
　　　　　　　　　　　　　　　　　　　　　　　　　　　　　動脈インターベンション

LECTURE14-5 　　**COVID-19と一次救命処置**（p 120）

BLSで患者気道から生成される微細な液滴　　　　　　　　　　エアロゾル

★COVID-19パンデミック下で医療従事者がBLSを行う際に　　　エアロゾル対応の個人防護具
　着用すべきもの

★エアロゾル感染防護の準備に時間を要し，ただちにCPRを　　　サージカルマスクと手袋を着
　開始できない場合どうするか　　　　　　　　　　　　　　　　用しAEDを実施する

★人工呼吸（換気）によるエアロゾル飛散を防止するために用　　　高効率微粒子エア・フィル
　いるもの　　　　　　　　　　　　　　　　　　　　　　　　　ターを装着したバッグ・バル
　　　　　　　　　　　　　　　　　　　　　　　　　　　　　　ブマスク

PT・OT国家試験過去問題

p138〜145では，国家試験出題基準の内容に限定せず，本書で学んだ内容（安全管理・救急医療を学ぶ前提となる内容，発展的内容）から広く関連する過去問題を掲載している

近年の出題傾向

CHAPTER1

インシデントレポート収集の目的で正しいのはどれか．

1. 責任者を処罰する．
2. 監督官庁に報告する．
3. 医療事故発生防止策を検討する．
4. 施設管理者が解決策を検討する．
5. 当事者間でインシデントの原因を検討する．

解答　3

（55回・PT専門・午前23）　LECTURE 1-3, 2-2, 7-2

事故・過誤に関連した用語の説明で適切なのはどれか．

1. 有害事象とは生命に直結する事故である．
2. インシデントとは重大な事故の発生である．
3. コンプライアンスとは法令を逸脱する行為である．
4. アクシデントでは医療従事者の過誤の有無を問わない．
5. Heinrichの法則では重篤な事故の数は軽微な事故の和と反比例する．

解答　4

（51回・PT専門・午前50）　LECTURE1-3, 2-2

CHAPTER2

Heinrichの法則について正しいのはどれか．

1. 有害事象を6段階で示している．
2. 多くの人が関わると事故が多くなる．
3. 1つの大事故に対して多数の小さな事故が発生している．
4. およそ2割の人の努力で8割の事故を防ぐことができる．
5. 二重の確認によって事故を3割程度減少させることができる．

解答　3

（52回・PT専門・午前49）　LECTURE2-2

CHAPTER3

リハビリテーション医療における安全管理・推進のためのガイドライン2006に基づく，積極的なリハビリテーションを**実施しない**場合はどれか．

1. 安静時脈拍130/分
2. 安静時体温37.5℃
3. 安静時酸素飽和度92%
4. 安静時収縮期血圧160mmHg
5. 安静時拡張期血圧100mmHg

解答　1

（54回・専門基礎・午前95）　LECTURE3-2

65歳の男性．脳梗塞．右片麻痺．発症5日目．意識レベルはJCS＜Japan Coma Scale＞Ⅰ-1.全身状態は安定し，麻痺の進行も24時間以上認めないため，リスク管理（リハビリテーション医療における安全管理・推進のためのガイドライン2006に基づく）を行いながら，ベッドアップを開始することとした．適切なのはどれか．

1. ベッドアップ前，動悸を訴えているが実施する．
2. ベッドアップ前，安静時SpO2が85％であったので実施する．
3. ベッドアップ後，脈拍が100回/分なので中止する．
4. ベッドアップ後，呼吸数が18回/分なので中止する．
5. ベッドアップ後，収縮期血圧が120mmHgから170mmHgに上昇したので中止する．

解答　5
（51回・PT専門・午前51）　LECTURE3-2

椅子座位で高齢者が食事をする際に誤嚥のリスクを高める動作はどれか．

1. 頬杖
2. 顎を引く
3. 上を向く
4. うなずく
5. 横を向く

解答　3
（54回・OT専門・午後32）　LECTURE3-3

図に示す姿勢のうち，労働災害予防を目的とした動作指導で適切な作業姿勢はどれか．

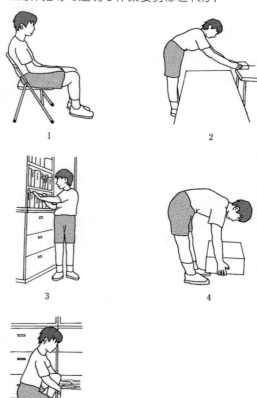

解答　5
（54回・PT専門・午前20）　LECTURE3-3

CHAPTER4

院内感染対策として**適切でない**のはどれか．

1. 二次感染の防止
2. 感染経路の把握
3. ガウンテクニック
4. 抗菌薬の予防的投与
5. 院内ガイドラインの作成

解答　4
（50回・専門基礎・午後82）　LECTURE4-1

飛沫感染するのはどれか.
1. MRSA (メチシリン耐性黄色ブドウ球菌)
2. インフルエンザウイルス
3. Clostridium difficile
4. B型肝炎ウイルス
5. 緑膿菌

解答　2

(49回・専門基礎・午前78)　LECTURE4-2

標準予防策 (standard precautions) について
正しいのはどれか.
1. 手洗いは7秒以内で行う.
2. 血圧を測るときは手袋を着用する.
3. 感染症患者を隔離することが含まれる.
4. 患者同士の接触による感染予防が目的である.
5. すべての患者の排泄物は感染性があるとみなす.

解答　5

(53回・OT専門・午前40)　LECTURE4-3

標準予防策 (standard precautions) におい
て, 操作の後だけに手指衛生が必要なのはどれ
か.
1. 気管吸引
2. 血圧測定
3. 脈拍測定
4. 体温測定
5. ベッド柵の操作

解答　5

(53回・PT専門・午前50)　LECTURE4-3

病原体と主な感染経路の組合せで正しいのはどれか.
1. 結核 – 経口感染
2. MRSA – 接触感染
3. 破傷風 – 媒介動物による感染
4. A型肝炎 – 血液による感染
5. 帯状疱疹 – 飛沫感染

解答　2

(50回・専門基礎・午前86)　LECTURE4-3

作業療法室に咳き込む入院患者が来室した際,
その患者への適切な指導はどれか.
1. 手袋の着用を促す.
2. 咳をするときは手でしっかりと口を覆うよう促す.
3. 病室に戻ってからしっかりと手指衛生を行うよう促す.
4. 装着が可能であればサージカルマスクを着けるよう促す.
5. 呼吸器感染症があれば他の患者と45cm以上距離を空けるよう促す.

解答　4

(54回・OT専門・午前40)　LECTURE4-4

理学療法室での感染予防について**誤っている**のはどれか.
1. 患者ごとに手洗いする.
2. 冬季には室内の湿度を低く保つ.
3. 付き添い者の感染にも注意する.
4. 自分が感染源にならないように気を配る.
5. 手洗い後は使い捨てペーパータオルで手を拭く.

解答　2

(49回・PT専門・午前50)　LECTURE4-4

CHAPTER5

高齢者の転倒リスクに関連性が低いのはどれか.

1. 男性
2. 視力障害
3. 下肢筋力低下
4. 認知機能低下
5. 複数回転倒の既往

解答　1

（53回・PT専門・午後37）　LECTURE5-2

CHAPTER8

36歳の男性. 交通事故による外傷性脳損傷のため3日前に入院した. 病室訪問時, 呼びかけても閉眼ており, 大きな声で呼びかけたが開眼せず, 体を揺さぶって初めて開眼したがすぐに閉眼してしまう. JCS (Japan Coma Scale)で評価した意識レベルはどれか.

1. Ⅱ-10
2. Ⅱ-20
3. Ⅱ-30
4. Ⅲ-100
5. Ⅲ-200

解答　2

（53回・PT専門・午後1）　LECTURE8-2

腋窩での体温測定で正しいのはどれか.

1. 側臥位では下方の腋窩で測定する.
2. 体温計は腋窩の前下方から後上方に向かって挿入する.
3. 発汗しているときはアルコール綿で腋窩を消毒してから測定する.
4. 平衡温を測定する場合は3分間測定する.
5. 麻痺のある場合は麻痺側で測定する.

解答　2

（54回・OT専門・午前21）　LECTURE8-3

CHAPTER9

診断においてMRI拡散強調像が最も有効なのはどれか.

1. 頭蓋底骨折
2. 脳室内出血
3. 脳梗塞急性期
4. 脳出血急性期
5. くも膜下出血急性期

解答　3

（55回・専門基礎・午後85）　LECTURE9-1

神経原性ショックの特徴はどれか.

1. 交感神経の緊張
2. 徐脈
3. 心拍出量の増加
4. 中心静脈圧の上昇
5. 皮膚温の低下

解答　2

（54回専門基礎・午前76）　LECTURE9-2

高齢者の肺炎の特徴として正しいのはどれか.

1. 高熱がみられる.
2. 誤嚥性肺炎が多い.
3. 肺尖部の病巣が多い.
4. 咳反射の亢進がみられる.
5. 死因となる例は減少している.

解答　2

（52回・専門基礎・午前92）　LECTURE9-3

CHAPTER10

血糖を上昇させる作用のあるホルモンはどれか.

1. アドレナリン
2. アルドステロン
3. カルシトニン
4. パラトルモン
5. プロラクチン

解答　1

(54回・専門基礎・午後67)　LECTURE10-1

CHAPTER12

57歳の女性．右利き．火災により右前腕以遠にⅢ度の熱傷を受傷した．救命救急センターに搬送され，壊死組織のデブリドマンを施行され，植皮術が行われた．術後3日目にベッドサイドにて作業療法を開始した．この時点での受傷手への対応で正しいのはどれか.

1. 弾性包帯による巻き上げ
2. 他動関節可動域訓練
3. 動的スプリント製作
4. 安静時の挙上
5. 抵抗運動

解答　4

(54回・OT専門・午後12)　LECTURE12-4

熱傷で正しいのはどれか.

1. 熱傷面積はⅠ，Ⅱ，Ⅲ度すべての面積を合わせて計算する.
2. Ⅰ度熱傷では水疱がみられる.
3. 浅達性Ⅱ度熱傷では水疱底は蒼白である.
4. 深達性Ⅱ度熱傷では疼痛がみられる.
5. Ⅲ度熱傷では創底から上皮化が起こる.

解答　4

(54回・専門基礎・午前94)　LECUTRE12-4

CHAPTER14

成人に対する一次救命処置で正しいのはどれか.

1. 胸骨圧迫は1分間に100〜120回のテンポで行う.
2. 胸骨圧迫は胸骨が1cm程度沈む強さで圧迫する.
3. AEDによる電気ショック後には胸骨圧迫を行わない.
4. 人工呼吸 (口対口呼吸) の吹込みは続けて10回以上行う.
5. 胸骨圧迫をしながらAEDによる電気ショックを与える.

解答　1

(54回・PT専門・午前38)　LECTURE14-2

成人に対する一次救命措置で正しいのはどれか.

1. 呼吸数を測定する.
2. 人工呼吸は10回以上連続して行う.
3. 胸骨圧迫は1分間に10回の頻度で行う.
4. 人工呼吸は胸が上がる程度の空気を吹き込む.
5. 胸骨圧迫は胸が1cm程度沈む強さで圧迫する.

解答　4

(52回・PT専門・午前22)　LECTURE14-2

除細動が必要となる可能性が高い不整脈はどれか.

1. Ⅰ度房室ブロック
2. 心室頻拍
3. 単発の上室期外収縮
4. 慢性心房細動
5. 連続しない心室期外収縮

解答　2

(55回・PT専門・午後24)　LECTURE14-3

ST国家試験過去問題

近年の出題傾向

過去5年間の出題数

毎年平均 **1.6問**
が出題されている.

過去5年間の頻出領域

リハの中止基準から1問→CHAPTER3
感染対策から3問→CHAPTER4
せん妄の特徴から1問→CHAPTER11
急変時の対応から1問→CHAPTER13

CHAPTER3

リハビリテーションを中止する場合はどれか.

1. 収縮期血圧120mmHg
2. 拡張期血圧60mmHg
3. 脈拍数35/分
4. 体温36.2℃
5. 血中酸素飽和度99%

解答　3

(18回・問題2)　LECTURE3-2

CHAPTER4

感染症対策で**誤っている**のはどれか.

1. 標準予防策ではすべての患者を対象とする.
2. 痰は湿性生体物質である.
3. 空気感染では手洗いを重視する.
4. ドアのノブからの感染は間接感染である.
5. 個人保護具を脱ぐときは最初に手袋を外す.

解答　3

(21回・問題101)　LECTURE4-3

標準予防策(スタンダードプレコーション)について**誤っている**のはどれか.

1. 感染症の有無にかかわらず,すべての患者に適応される.
2. 湿性の生体物質をすべて感染性があるものとして扱う.
3. 唾液は湿性の生体物質である.
4. 防護用具を着ける前に手洗いをする.
5. 防護用具を着ける順番は手袋が最初である.

解答　5

(18回・問題101)　LECTURE4-4

CHAPTER8

ショックの症状**でない**のはどれか.

1. 血圧低下
2. 皮膚冷感
3. 多　尿
4. 意識混濁
5. チアノーゼ

解答　3

(18回・問題115)　LECTURE8-2

CHAPTER11

せん妄について**誤っている**のはどれか.

1. 急に症状が現れる.
2. 錯覚や幻覚がみられる.
3. 興奮した言動がみられる.
4. 見当識の障害がみられる.
5. 病状が不可逆的に進行する.

解答　5

(20回・問題108)　LECTURE11-3

CHAPTER13

言語訓練中に患者の容体が急変したとき最初にすべきことはどれか.

1. 横にする.
2. 血圧を測る.
3. 周囲のスタッフを呼ぶ.
4. 家族に説明する.
5. 報告書を書く.

解答　3

(21回・問題152)　LECTURE13-4

文献一覧

CHAPTER 1

1) 日本医療教授システム学会：患者急変対応KIDUKIプロバイダー／ファシリテーターコース.
   https://jsish.jp/eduwp/?page_id=1714（急変対応について実技講習のコースが掲載されている）
2) 池上敬一・浅香えみ子：患者急変対応コース for Nurses ガイドブック.　中山書店，2008.

CHAPTER 2

1) Makary MA, Daniel M.: BMJ. Medical error-the third leading cause of death in the US, 353：i2139, 2016.
2) WHO患者安全カリキュラムガイド　多職種版2011.　東京医科大学 医療教育学・医療安全学，2012.
3) ハーバート・W・ハインリッヒ（著），三村起一（監修）：災害防止の科学的研究.　日本安全衛生協会，1951.
4) 米国医療の質委員会，医学研究所，医学ジャーナリスト協会（訳）：人はだれでも間違える.　日本評論社，2000.
5) 有害事象の報告・学習システムのためのWHOドラフトガイドライン.
6) Robert M. Wachter，日経メディカル（編）：医療事故を減らす技術.　日経BP，2015.
7) 小松原明哲：安全人間工学の理論と技術.　丸善出版，2016.
8) ジェームズ・リーズン：組織事故とレジリエンス.　日科技連出版社，2010.
9) 飯田修平，柳川達生：RCAの基礎知識と活用事例.　日本規格協会，2006.
10) リスクマネージメントスタンダードマニュアル作成委員会：リスクマネージメントマニュアル作成指針.　厚生労働省，
    2000.

CHAPTER 3

1) 厚生労働省医療安全対策検討会議：医療安全管理者の質の向上に関する検討作業部会：医療安全管理者の業務指針および
   養成のための研修プログラム作成指針（2007年3月）.
2) 厚生労働省医療安全対策検討会議：医療安全推進総合対策（2002年4月）.
3) 株式会社三菱総合研究所：特別養護老人ホームにおける介護事故予防ガイドライン.　2013.
4) 厚生労働省：高齢者介護施設における感染対策マニュアル.　2013.
5) 厚生労働省：社会福祉施設の安全管理マニュアル ～安全担当者（安全推進者）配置で働く人の安全管理確保を！～.　2015.
6) 株式会社三菱総合研究所：特別養護老人ホームにおける介護事故予防ガイドライン.　2013.

CHAPTER 4

1) 厚生労働省ホームページ：医療機関における院内感染対策について（2019年6月20日閲覧）.
2) 公益社団法人日本化学療法学会・他：抗菌薬適正使用支援プログラム実践のためのガイダンス.　日本化学療法学会雑誌，
   65（5）：650-687，2017.
3) 厚生労働省院内感染対策サーベイランス事業ホームページ：公開情報2019年1月～12月　年報　検査部門.
4) 一般社団法人日本環境感染学会：医療関係者のためのワクチンガイドライン　第2版.　環境感染誌，29，SupplⅢ，
   2014.
5) 石黒信久・他：北海道大学病院感染対策マニュアル　第6版.　2016.

CHAPTER 5

1) Gibson MJ：Falls in later life（Evans JG, et al（ed）：Improving the Health of Older People: A World View.
   Oxford University Press, pp296-315, 1990.
2) Lamb SE, et al：Prevention of Falls Network Europe and Outcomes Consensus Group. Development
   of a common outcome data set for fall injury prevention trials: the Prevention of Falls Network Europe
   consensus. J Am Geriatr Soc, 53:1618-1622, 2005.
3) Svetina M：The reaction times of drivers aged 20 to 80 during a divided attention driving. Traffic Inj Prev,
   17: 810-814. doi: 10.1080/15389588.2016.1157590.
4) Frontera WR：Physiologic Changes of the Musculoskeletal System with Aging: A Brief Review. Phys Med
   Rehabil Clin N Am, 28: 705-711. doi: 10.1016/j.pmr.2017.06.004.
5) 消費者庁：高齢者の事故の状況について，https://www.caa.go.jp/policies/policy/consumer_safety/caution/

caution_009/pdf/caution_009_180912_0002.pdf (2019年3月3日閲覧)

6) L. Johannsen, et al : Human bipedal instability in tree canopy environments is reduced by "light touch" fingertip support. Scientific Reports, 7(1135), 2017.

7) Ganz DA, et al : Will my patient fall? JAMA, 297(1):77-86, 2007.

8) Tinetti ME, et al : A multifactorial intervention to reduce the risk of falling among elderly people living in the community. N Engl J Med, 331:821-827, 1994.

9) de Rekeneire N, et al : Is a fall just a fall: correlates of falling in healthy older persons. The Health, Aging and Body Composition Study. J Am Geriatr Soc, 51: 841-846, 2003.

10) 鳥羽研二・他：転倒リスク予測のための「転倒スコア」の開発と妥当性の検証. 日本老年医学会雑誌, 42: 346-352, 2005.

11) Vellas BJ, et al : Fear of falling and restriction of mobility in elderly fallers. Age Ageing, 26: 189-193, 1997.

12) Teranishi T, et al : The analysis of Falls in a convalescent rehabilitation ward — consider from the decision tree classification by management methods of basic actions. Jpn J Compr Rehabil Sci, 4: 7-13, 2013.

13) Teranishi T, et al : Investigation of factors involved in patient falls during the early stage of hospitalization in a Kaifukuki rehabilitation ward. Jpn J Compr Rehabil Sci, 8: 10-15, 2017.

14) Tyner T, et al : Balance and Fall Risk, Physical Rehabilitation, Cameron MH, Monroe LG ed. pp321-328, Saunders, St. Rouis, 2007.

15) Shumway-Cook A, et al : Assessment and Treatment of Patients with Postural Disorder, Motor Control. pp207-235, Williams &Wilkins, Baltimore, 1995.

16) Ozaki K, et al : Training with a balance exercise assist robot (BEAR) is more effective than conventional training for frail elderly. Geriatr Gerontol Int, 17: 1982-1990, 2017.

CHAPTER 6

1) 医薬品, 医療機器等の品質, 有効性及び安全性の確保等に関する法律（昭和35年8月10日法145号, 令和1年12月4日法63号）.

2) 烏野大, 加地啓介, 日髙正巳：理学療法機器の安全な使用方法. 理学療法学, 34：215-218, 2007.

3) 谷川廣治：医用電気機器のEMC規格適合の法制化について. Clinical Engineering, 14：49-56, 2003.

4) 杉元雅晴：物理療法の有効性とリスク管理. 理学療法ジャーナル, 40：91-97, 2006.

CHAPTER 7

1) 医療安全推進者ネットワーク：安全をとりまく動向・ここに注目！
http://www.medsafe.net/contents/recent/141teamstepps.html (2021年5月閲覧)

2) 種田憲一郎：チームSTEPPSの適切な理解と実践のために, 病院安全教育, 3(1)：32, 2015.

3) Reason J : Managing the Risks of Organizational Accidents. pp49-51, Routledge, 1997.〔塩見弘（監訳）：組織事故, 日科技連, 277, 1999.〕

4) 兵藤好美・細川京子：安全医療に活かすKYT. pp16-32, メジカルフレンド社, 2015.

5) 日本リハビリテーション医学会診療ガイドライン委員会：リハビリテーション医療における安全管理・推進のためのガイドライン. pp47-70, 医歯薬出版, 2014.

CHAPTER 8

1) McNarry AF, Goldhill DR: Simple bedside assessment of level of consciousness comparison of two simple assessment scales with the Glasgow Coma scale. Anesthesia, 59: 34-37, 2004.

2) Ohta, T, et al : New grading of level of disordered consiousness (author's transl). No shinkei geka, Neurological surgery, 2(9), 623-627.

3) 日本集団災害医学会 DMATテキスト編集委員会：DMAT標準テキスト. p8-11, 2011.

CHAPTER 9

1) 日本集中治療医学会教育委員会（編）：日本集中治療医学会専門医テキスト 第3版. p112-193, 222-313, 348-420, 真興交易, 2019.

2）日本救急医学会（監修）：救急診療指針 改訂第5版．p379-384，434-502，へるす出版，2018．

CHAPTER　10

1）大川浩文・他：神経・内分泌反応．救急医学，30：1003-1007，2006．
2）小川道雄・他（編）：臨床侵襲学．pp295-306，へるす出版，1998．
3）Moore FD：Metabolic Care of the Surgical Patient. Philadelphia and London, W. B. Saunders Co., 1959.
4）日本麻酔科学会・周術期管理チーム委員会：手術後の看護．周術期管理チームテキスト第3版，pp95-97，2016．
5）鶴田良介：痛み・不穏・せん妄の評価法─ガイドラインでの推奨の根拠と現場使用におけるコツ．INTENSIVIST，6（1）：9-19，2014．
6）土肥　豊：片麻痺における心疾患の合併と治療上のリスク．理学療法と作業療法，5：438-441，1971．
7）日本集中治療医学会早期リハビリテーション検討委員会：集中治療における早期リハビリテーション〜根拠に基づくエキスパートコンセンサス．日集中医誌，24：255-303，2017．

CHAPTER　11

1）松川公一（監修）：はじめて学ぶ救急医学．pp10-31．国際医療福祉大学出版会，2006．
2）横田順一郎：外傷初期診療における治療戦略の変遷．INNERVISION，23（1）：3，2008．
3）Hodgson, et al：Expert consensus and recommendations on safety criteria for active mobilization of mechanically ventilated critically ill adults. Critical Care, 18（658）：1-9, 2014.
4）B. De Jonghe, et al：Does ICU-acquired paresis lengthen weaning from mechanical ventilation? Intensive Care Med, 30：1117-1121, 2004.
5）E Wesley Ely, et al：Delirium as a Predictor of Mortality in Mechanically Ventilated Patients in the Intensive Care Unit. JAMA, 291（14）：1753-1762, 2004.
6）Herridge MS, et al：Functional disability 5 years after acute respiratory distress syndrome. N Engl J Med, 364（14）：1293-304, 2011.
7）Devlin JW, et al：Clinical Practice Guidelines for the Prevention and Management of Pain, Agitation/Sedation, Delirium, Immobility, and Sleep Disruption in Adult Patients in the ICU. Crit Care Med, 46（9）：e825-e873, 2018.
8）William D Schweickert, et al：Early physical and occupational therapy in mechanically ventilated, critically ill patients：a randomised controlled trial. Lancet, 373:1874-1882, 2009.
9）Barnes-Daly MA, et al：Improving Hospital Survival and Reducing Brain Dysfunction at Seven California Community Hospitals: Implementing PAD Guidelines Via the ABCDEF Bundle in 6,064 Patients. Crit Care Med, 45：171-178, 2017.
10）一般社団法人日本集中治療医学会（編）：集中治療における早期リハビリテーション〜根拠に基づくエキスパートコンセンサス〜 ダイジェスト版．pp26-31，2017．
11）Hodgson, et al：Early Mobilization of Patients in Intensive Care: Organization, Communication and Safety Factors that Influence Translation into Clinical Practice. Critical Care, 22：77, 2018.

CHAPTER　12

1）日本循環器学会・日本心不全学会：急性・慢性心不全診療ガイドライン（2017年改訂版）．
2）日本心臓リハビリテーション学会：標準プログラム（急性心筋梗塞）（慢性心不全）．
3）日本集中治療医学会早期リハビリテーション検討委員会：集中治療における早期リハビリテーション〜根拠に基づくエキスパートコンセンサス．日集中医誌，24：255-303，2017．
4）日本理学療法士学会：理学療法診療ガイドライン心大血管疾患．
5）塩野　茂：熱傷治療ガイド2014：重症度判定．救急医学，38：1179-1184．2014．
6）木村雅彦：熱傷〔内山　靖　他（編）：臨床実習フィールドガイド 改訂第2版〕．pp494-504．南江堂，2014．

索 引

欧 文 索 引

リハベーシック
安全管理学・救急医療学 　　　　　　　ISBN978-4-263-26753-0

2021年7月20日　第1版第1刷発行
2023年1月10日　第1版第2刷発行

編　集　内　山　　　靖
　　　　藤　井　浩　美
　　　　立　石　雅　子
発行者　白　石　泰　夫

発行所　**医歯薬出版株式会社**

〒113-8612　東京都文京区本駒込1-7-10
TEL. (03) 5395-7628 (編集)・7616 (販売)
FAX. (03) 5395-7609 (編集)・8563 (販売)
https://www.ishiyaku.co.jp/
郵便振替番号 00190-5-13816

乱丁，落丁の際はお取り替えいたします　　　　　　　印刷・あづま堂印刷／製本・愛千製本所

リハ学生のために専門家がやさしくレクチャー！

リハベーシック シリーズ

- ●【講義1コマで学ぶテーマ4つ】×【各テーマ見開き2頁】＝【1コマ合計8頁】
- ●授業に適したコンパクトなボリュームにまとめ，要点をしっかり学習！
- ●巻末には PT・OT・ST 国試過去問も掲載！

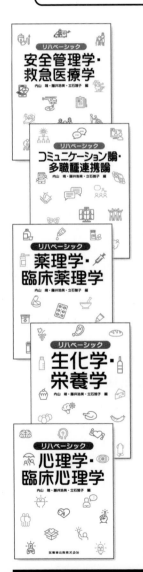

リハベーシック
安全管理学・救急医療学
┃内山　靖・藤井浩美・立石雅子　編
B5判　152頁　定価2,970円（本体2,700円＋税10%）
ISBN978-4-263-26753-0

リハベーシック
コミュニケーション論・多職種連携論
┃内山　靖・藤井浩美・立石雅子　編
B5判　144頁　定価2,970円（本体2,700円＋税10%）
ISBN978-4-263-26633-5

リハベーシック
薬理学・臨床薬理学
┃内山　靖・藤井浩美・立石雅子　編
B5判　160頁　定価2,970円（本体2,700円＋税10%）
ISBN978-4-263-26751-6

リハベーシック
生化学・栄養学
┃内山　靖・藤井浩美・立石雅子　編
B5判　160頁　定価2,970円（本体2,700円＋税10%）
ISBN978-4-263-26752-3

リハベーシック
心理学・臨床心理学
┃内山　靖・藤井浩美・立石雅子　編
B5判　168頁　定価2,970円（本体2,700円＋税10%）
ISBN978-4-263-26750-9

医歯薬出版株式会社　〒113-8612 東京都文京区本駒込1-7-10　TEL03-5395-7610　FAX03-5395-7611　https://www.ishiyaku.co.jp/